VORSICHT, OBSESSION!

VORSICHT, OBSESSION!

Die Heilung von Zwängen & die Wiedererlangung deines Seelenfriedens mithilfe erhöhter Achtsamkeit

BY

KURT GASSNER

Vorsicht, Obsession!
Kurt Gassner

First Edition, 2022

Impressum
My-mindguide – The publishing trademarke of trendguide Capital GmbH, Klenzestr. 42a, 80469 Munich, Germany.

Reg. Nr. HRB Munich 206639, VAT 152 123 159, CEO: Kurt Friedrich Gassner
Web: www.my-mindguide.com, mail: gassner@my-mindguide.com

Paperback ISBN: 978-3-98793-027-0
Hardback ISBN: 9978-3-98793-028-7

INHALT

WARUM ICH DIESES BUCH GESCHRIEBEN HABE UND WESHALB ES SO RELEVANT FÜR DIE LESER IST 1

EINLEITUNG 5

BESESSEN VON DER BESESSENHEIT 11

VERBESSERE DEINE LEIDENSCHAFT FÜR DIE ARBEIT, OHNE BESESSENHEIT ZU ENTWICKELN 33

OBSESSIVE GEDANKEN – ERLAUBE ES IHNEN NICHT, DIE KONTROLLE ÜBER DICH ZU ÜBERNEHMEN 41

EINE KURZE GESCHICHTE DER OBSESSION 47

STALKING - EINE ÄUSSERST GEFÄHRLICHE AUSWIRKUNG DER OBSESSION 63

WARUM OBSESSION VON REALER KRIMINALITÄT SCHÄDLICH FÜR DIE GESELLSCHAFT IST 69

LIEBES-OBSESSION: DIE RISIKEN UND FALLSTRICKE BEDINGUNGSLOSER VEREHRUNG 73

SEX-OBSESSION: 4 GRÜNDE WARUM UNSERE KULTUR VON SEX BESESSEN IST 93

LEISTUNGSWAHN 99

DER DRANG ZUR SELBSTVERMARKTUNG: WARUM SIND WIR SO ERPICHT DARAUF, UNSERE GESCHICHTEN MITZUTEILEN? 111

WARUM ZWANGSSTÖRUNGEN NICHT MIT HERRKÖMMLICHEN OBSESSIONEN ZU VERWECHSELN SIND 120

HYPNOSE ALS BEHANDLUNGSMETHODE 135

DEIN INNERES SELBST 144

SCHLUSSWORT 161

Obssession

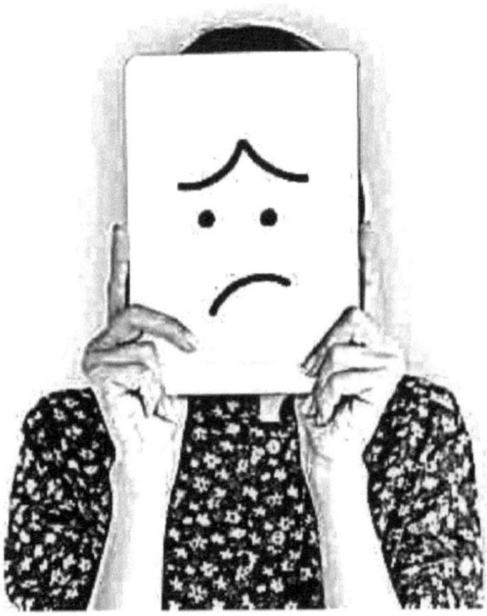

My-mindguide.com

WARUM ICH DIESES BUCH GESCHRIEBEN HABE UND WESHALB ES SO RELEVANT FÜR DIE LESER IST

Obsessionen und besonders ihre fatalen Auswirkungen im familiären Umfeld konnte ich mein ganzes Leben lang beobachten und intensiv studieren.

Das Ziel dieses Buches besteht darin, den Lesern das Konzept der Obsession nahezubringen, um so praktische Hilfestellung im Alltag zu ermöglichen.

Fühlst du dich beeinträchtigt durch anhaltende, aufdringliche Gedanken, Vorstellungen oder körperliche Empfindungen? Haben deine bisherigen Bemühungen, diesen Qualen zu entfliehen, keine oder keine nachhaltige Linderung bewirken können? *Vorsicht, Obsession: Die Heilung von Zwängen & die Wiedererlangung deines Seelenfriedens mithilfe erhöhter Achtsamkeit* ist ein Buch, welches etwas bisher nicht Dagewesenes ermöglicht: Es verbindet mühelos auf Achtsamkeit basierende Heiltechniken mit modernsten Lösungsansätzen und Strategien der Selbsthilfe.

Die Bürde grenzenloser Sorgen begleitet uns seit Anbeginn der Zeit. Sie ist gewissermaßen der Preis, den Menschen dafür zahlen, dass sie die einzigen Lebewesen sind, die in den Spiegel schauen und die Dinge buchstäblich reflektieren können. Unter normalen Bedingungen kann dies zu herausragenden Errungenschaften führen, doch die Fähigkeit, zu überlegen, zu wollen, zu planen und zu fühlen, wird gelegentlich auch zu einer Last.

- Ärgerst du dich mitunter über Dinge, die du nicht beeinflussen kannst?
- Denkst du ständig an etwas, das dir passiert ist oder passieren könnte? Fällt es dir schwer, dich von diesen Gedanken zu befreien, egal wie intensiv du es versuchst?
- Bist du frustriert, wenn eine Situation nicht nach deinen Wünschen verläuft?
- Neigst du immer wieder zu denselben Fehlern, ohne ersichtlichen Grund?
- Suchst du für Gedanken oder Handlungen regelmäßig die Bestätigung von Familie und Freunden?

Dieses innovative und inspirierende Buch verleiht dir die Mittel, deinen Seelenfrieden zu finden. Du lernst, dein Problem zu beseitigen und die Kontrolle zu erlangen. Dieses Buch bietet dir eine detaillierte Schritt-für-Schritt-Anleitung, mit der du dauerhafte Verbesserungen erzielen und verschiedene Formen der Obsession überwinden kannst.

Vorsicht, Obsession: Die Heilung von Zwängen & die Wiedererlangung deines Seelenfriedens mithilfe erhöhter Achtsamkeit nimmt dich mit auf eine inspirierende Reise in das Innere eines von Zwängen betroffenen Menschen. Ich zeige dir, wie du deinen Atem kontrolliert einsetzen kannst, dich nach innen richtest und rational reagierst, um die Heilung deiner Seele zu ermöglichen. Durch unterschiedliche Strategien lernst du, auf jahrtausendealte Erkenntnisse zurückzugreifen und verschiedene Wissensansätze mit sorgfältig erforschten, kognitiven Verhaltensinterventionen zu kombinieren.

Viel Spaß beim Lesen!

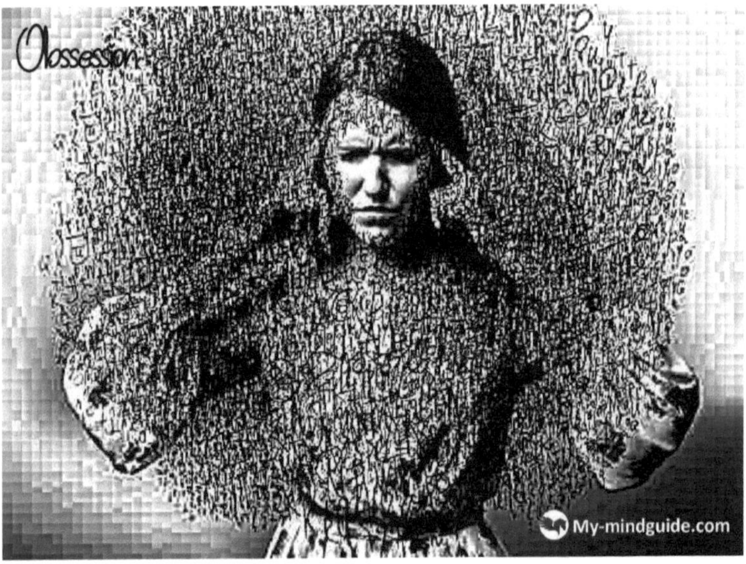
Obsession
My-mindguide.com

EINLEITUNG

Obsessionen sind **anhaltende**, **invasive**, **unwillkürliche**, **unvernünftige** und **angstauslösende** Gedanken.

Wenn Menschen den Begriff „Obsession" oder „Besessenheit" verwenden – zum Beispiel „Mark ist besessen davon, mit Julie auszugehen" – weisen sie normalerweise darauf hin, dass Mark regelmäßig an Julie denkt. Vielleicht dringen von Zeit zu Zeit Gedanken an Julie in sein Bewusstsein ein. Ich bezweifle jedoch, dass Mark seine Gefühle gegenüber Julie als unvernünftig, unbewusst oder angstauslösend charakterisieren würde (es sei denn, er wäre von sozialen Ängsten getrieben oder befürchtete Zurückweisung). Marks Zustand wird deshalb eher als „Verliebtheit" interpretiert.

Obsessionen müssen deshalb von Ängsten unterschieden werden, obwohl die Unterscheidung in diesem Fall gradueller Natur ist. Der entscheidende Unterschied besteht darin, dass Obsessionen irrational sind und keine realen Belange beinhalten. Die Betroffenen sind sich vielleicht bewusst, dass der Herd ausgeschaltet ist oder dass sie nicht versehentlich jemanden überfahren haben; beruhigt sind sie dennoch erst, wenn sie nachgesehen haben. Zudem würde man mit Obsessionen etwas verbinden, woran man nicht bewusst interessiert ist.

Sorgen lassen sich hingegen am ehesten als Konzentration auf die eigenen Gefühle oder Probleme in der Zukunft charakterisieren.

Grübeln lässt sich am besten als das Nachsinnen über Schwierigkeiten der Vergangenheit definieren. Sorgen und Gedanken entstehen nicht ganz unfreiwillig: Auf die Frage, ob sie davon profitieren, sich Sorgen zu machen oder nachzudenken, antworten die meisten Menschen mit ja (während sie zugeben, dass es ihnen mitunter durchaus auch schadet).

Soweit wir wissen, gibt es Obsessionen und Zwangsstörungen schon so lange wie den Menschen selbst. Eine Zwangsstörung ist nicht artspezifisch: Auch Tiere können davon betroffen sein, da sie Sorgen haben und wie Menschen aus diesen Ängsten Gewohnheiten entwickeln.

Zahlreiche Variablen können jemanden dazu prädisponieren, ein erhebliches Problem mit Zwangsstörungen zu entwickeln. Glücklicherweise ist es jedoch nicht zwingend nötig, den Auslöser im Detail zu kennen. Wenn die allgemeinen Ursachen angegangen werden und die betreffende Person darüber aufgeklärt wird, wie sie ihre Aufmerksamkeit von Zwangsgedanken umlenken kann, wird sich ihr Zustand verbessern.

Das mag zwar ernüchternd klingen, bedeutet jedoch auch, dass eine Verbesserung möglich ist, selbst wenn die Ursachen nicht aufgeklärt werden können. Da viele Ärzte diesem Punkt nicht zustimmen, bin ich der Meinung, dass man selbst an einer Zwangsstörung gelitten haben muss, um adäquate Hilfe anbieten zu können. Das soll zwar nicht heißen, dass gut ausgebildete Fachkräfte nicht helfen können; Personen, die selbst betroffen waren, gelingt es jedoch leichter, sich in die Lage hineinzuversetzen und die Bedürfnisse zu verstehen.

Ich habe eine Vielzahl verschiedener Arten von Zwangsstörungen miterlebt. Vor diesem Hintergrund behaupte ich, dass die Zwangsstörung immer in eine ganz individuelle Lebensgeschichte eingebunden ist. Zwangsstörungen mögen universell erscheinen, letztlich sind sie jedoch so individuell wie die Betroffenen selbst. In diesem Sinne verhält es sich wie mit Schneeflocken: Aus der Ferne betrachtet sehen sie gleich aus, doch bei näherer Betrachtung entdecken wir, dass keine zwei Schneeflocken identisch sind.

Personen, die an Zwangsstörungen leiden, betrachten diese häufig als absolut sinnlos. Entsprechend streben sie anders als die meisten Grübelnden und Nachdenken danach, ihre Gedanken aufzugeben. Dennoch ist es wichtig, zu verstehen, dass das bloße Besitzen von Obsessionen noch keine Zwangsstörung (OCD) darstellt. 80 % der Menschen leiden unter sporadischen Zwangsgedanken. OCD hingegen ist definiert als eine ungeordnete Angst vor Obsessionen, die erhebliches Leiden erzeugt und von zwanghaften Verhaltensweisen begleitet sein kann. Im Allgemeinen gilt: Je weniger jemand zu einfachen Obsessionen neigt, desto wahrscheinlicher entwickeln sich diese zu einer Zwangsstörung. Angenommen, Obsessionen würden als Produkte des Assoziationskortex erkannt und hätten keine besondere Bedeutung. In diesem Fall würden sie nicht gefürchtet – man wäre also, mangels eines Gefühls der Bedrohung, vor einer zukünftigen Zwangsstörung geschützt.

Aufgefallen ist mir ferner, dass die meisten Betroffenen wütend sind: Sie verfluchen das Schicksal, die Welt, wen auch immer. Was hier helfen kann, ist eine Änderung der

Perspektive: Wenn du deine Perspektive auf die Dinge änderst, nimmst du die Dinge anders wahr. Betrachtest du dein Leben von einem pessimistischen Standpunkt aus, wirst du dich beständig bestätigt fühlen: Alles erscheint dir schrecklich. Änderst du deine Perspektive, wirst du offener für andere Erfahrungen, wirst du die Dinge anders erleben. Unabhängig von deiner Vorgeschichte mit Zwangsstörungen hast du jederzeit die Möglichkeit, fröhlich zu sein! Dieses Buch wird dir helfen, Zwangsstörungen und obsessive Leidenschaft besser zu verstehen und zu lernen, wie du dich von ihnen befreien kannst.

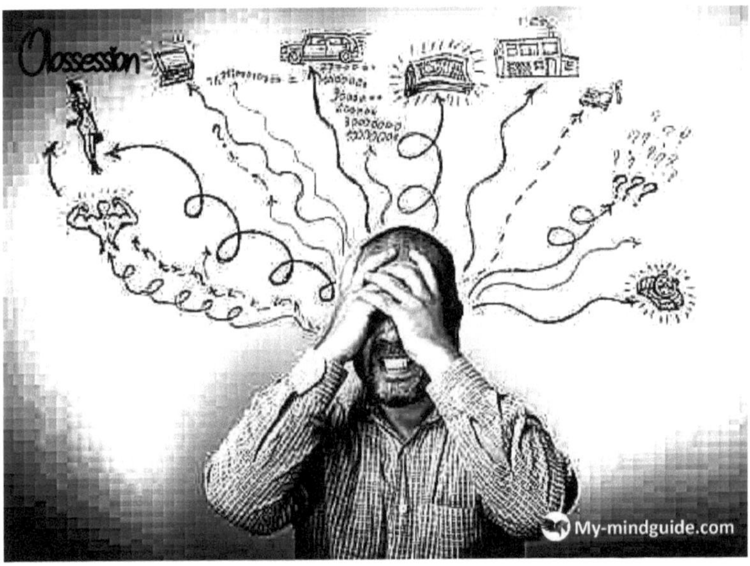
Obsession
My-mindguide.com

BESESSEN VON DER BESESSENHEIT

Obsession – ein starker Begriff. Ein Wort, das Bilder von gruseligen Männern heraufbeschwört, die krankhaft in eine Frau verliebt sind, die sie nicht haben können. Oder die Vorstellung von bösen Männern, die von dem Verlangen verzehrt werden, um jeden Preis einen Schatz zu stehlen.

Ja, Obsession ist ein ausdrucksstarkes Wort mit negativen Implikationen – im Allgemeinen zumindest. Oft werden die Bösen als auf diese Weise getrieben dargestellt, während die Guten als stereotype Heilige dargestellt werden, die gegen die Besessenheit des Bösen ankämpfen.

Eine Obsession wird jedoch selten als das entlarvt, was sie wirklich ist.

Viele von uns können sich nicht vorstellen, dass ausgerechnet wir der verabscheuungswürdige Mann oder die furchteinflößende Frau sein können, die von Gedanken geplagt werden, die einen bis an den Rand des Wahnsinns treiben. Wir würden uns lieber als diejenigen sehen, die die Kraft des Guten verkörpern. Wir blicken deshalb besser in die Tiefe unserer Augen, in den Abgrund unserer Seele. Da ist sie, die Wahrheit – jeder hat bereits unter irgendeiner Form von Fixierung gelitten. Im Leben einiger Menschen ist sie offen erkennbar, während andere sie verbergen. Wenn wir jedoch genau hinsehen, dann erkennen wir ihn – diesen unstillbaren Durst, der uns dehydriert zurücklässt, egal wie viel wir trinken.

DER FEINE UNTERSCHIED ZWISCHEN LEIDENSCHAFT UND OBSESSION

Die Unterscheidung von Leidenschaft und Obsession ist von enormer Bedeutung, handelt es sich dabei doch um zwei zwar eng verwandte, jedoch mit ganz unterschiedlichen Konsequenzen verbundene Zustände.

Laut dem Cambridge-Wörterbuch werden die beiden Begriffe wie folgt verstanden:

Eine Leidenschaft ist eine starke Bindung an etwas oder der Wunsch, etwas zu tun. Eine Obsession hingegen ist etwas, das uns vollumfänglich verzehrt.

Erkennst du den Unterschied? Eine Leidenschaft ist „intensiv", aber es fehlt der Zeitfaktor. Obsessionen bestehen auf unbestimmte Zeit. Ein Klient hat 16 Jahre lang Tag für Tag Trompete gespielt und es besonders in den ersten zehn Jahren sehr genossen. Dennoch hat er in den letzten fünf bis sechs Jahren nicht konstant gespielt. Das ist eine Leidenschaft – etwas, für das er brennt, das er jedoch kontrollieren kann.

Über Obsessionen gab es in diesem Buch bereits einiges zu lesen. Zum vollen Verständnis ist jedoch auch die Abgrenzung vom Zustand der Leidenschaft nötig.

Eine Obsession unterscheidet sich dadurch von der Leidenschaft, dass nicht wir sie kontrollieren, sondern sie uns. Welche Obsession wir auch haben, sie wird uns überallhin folgen, egal was mit uns passiert. Du kannst nicht anhalten. Du kannst nicht einfach entscheiden, nicht mehr so zu denken oder so zu handeln. Die Obsession besitzt damit zwar die gleichen Eigenschaften wie die Leidenschaft, lässt sich jedoch nicht abschütteln. Sie vergeht nicht, sie wird nicht schwächer, sie kann nicht durch andere Leidenschaften ersetzt oder von diesen in den Hintergrund gedrängt werden.

Leidenschaft und Obsession sind zwei Geisteszustände, in denen ein Individuum intensiv dazu getrieben wird, erhebliche Anstrengungen zu unternehmen. Während Leidenschaft dich zu Wachstum und Fortschritt motiviert, wirkt sich Obsession nachteilig aus. Tatsächlich ist es so, dass Leidenschaft und Obsession eigentlich Gegensätze sind. Beide Zustände erfordern ein hohes Maß an emotionaler Beteiligung, ungeteilter Aufmerksamkeit und Konzentration. Der eine verkörpert jedoch den konstruktiven Aspekt, während der andere destruktiv ist.

Obsession und Leidenschaft

Leidenschaft und Obsession folgen oft einem Pfad, der durch äußere Ursachen bestimmt wird. Es beginnt normalerweise alles mit einer Aktivität, die uns Spaß macht. Wir entdecken eine unerwartete Quelle der Freude. Die Arbeit ist so fesselnd, dass wir eine Leidenschaft dafür entwickeln. Leidenschaft motiviert uns, einer solchen Aufgabe viel Zeit zu widmen und sie zu verbessern, indem wir die Messlatte für Anspruch und Perfektion höher legen. Dann kommt die Leistung und damit die Anerkennung für ein solches Unterfangen und im weiteren Verlauf können die Schwierigkeiten auftreten.

Es stellt sich heraus, dass externe Zustimmung schädlich sein kann. Was einst spontan und angenehm geschah, ist zu einem Vehikel geworden, um positive Bestätigung von anderen zu erhalten. Wir erfreuen uns nun nicht mehr am Prozess, sondern nur noch am Ergebnis. Infolgedessen entwickeln wir eine Obsession.

Die Labyrinthe der Obsession

Wenn wir aufgrund der Reaktion, die wir auf die Ergebnisse erhalten, eine Besessenheit von einer bestimmten Aktivität entwickeln, verwandelt sich Freude in Sorge. Wir erleben eine erhöhte Abhängigkeit von anderen sowie Unruhe und Stress. In der Tat deuten einige Untersuchungen darauf hin, dass dieser Aspekt sogar zu moralisch fragwürdigen Handlungen führen kann.

Dadurch gerät das Bedürfnis nach externer Bestätigung außer Kontrolle und entwickelt sich zu einer Obsession, die von Unruhe und Frustration geprägt ist. Das wiederum ist nicht nur ein emotionales, sondern auch ein körperliches Problem.

Studien zeigen, dass eine Beschäftigung mit externer Akzeptanz den Körper mit Dopamin überschwemmt und sich zu einer Sucht entwickelt. Das stärkt natürlich das Selbstvertrauen, und eine Person beginnt, die Welt durch eine völlig neue Perspektive zu sehen. In der Folge kommt es zu enormen Anstrengungen, um dieses gute Gefühl wieder und wieder zu erleben. Wir fühlen uns vielleicht sogar gezwungen, zu täuschen, um eine solche Bestätigung zu erhalten.

Vertrauen auf externe Zustimmung

Die wenigsten Menschen sind in der Lage, sich vollständig von der Meinung anderer zu distanzieren. Hierfür ist nicht nur ein enormes Selbstvertrauen, sondern auch ein starker Fokus auf sich selbst nötig. Diesen Punkt wiederum erreichen viele Menschen nicht.

Wer freut sich nicht über eine Auszeichnung oder Anerkennung für seine harte Arbeit und seinen Einsatz?

Der Schlüssel, um nicht in die Fallen einer Fixierung auf das Lob anderer zu tappen, ist, sich dessen bewusst zu werden. Unsere Zufriedenheit steht über dem Lob der Anderen. Der Rest ist ein Bonus.

Es ist sicher nicht einfach, uns von der Meinung anderer zu lösen – doch es ist sehr sinnvoll. Mit der Loslösung gewinnen wir ein Stück Autonomie zurück. Versuchen wir deshalb stets, nicht in diese Falle zu tappen. Lassen wir uns von unserer Leidenschaft leiten, nicht von einer Obsession.

Erkenne den feinen Unterschied

Wir mögen uns für verschiedene Dinge begeistern, die uns Freude bereiten und unser Energieniveau steigern; eine Obsession jedoch verbraucht diese positiven Quellen, verzehrt unser Leben und erschöpft unsere Energie. Vielleicht interessieren wir uns leidenschaftlich für Ernährung, Yoga oder Gitarrenspiel. Oder für Instagram, Geld oder aktuelle Ereignisse. Natürlich können die Dinge, die ich zuvor beschrieben habe und für die wir brennen können, auch zu Obsessionen werden. Eine dünne Grenze muss überschritten werden, ein Punkt, an dem etwas aufhört, angenehm zu sein, und beunruhigend wird. Bringen diese Dinge dich dazu, dein sonstiges Leben massiv zu vernachlässigen und selbstgesetzte Grenzen zu überschreiten, sind es keine Leidenschaften mehr – dann bist du im Bereich des Zwanghaften, des Obsessiven angekommen.

Von etwas begeistert zu sein, verbessert die psychische Gesundheit und vermittelt ein Gefühl von Sinn und Erfüllung im Leben. Leidenschaft und Zwang sind in der taoistischen Tradition untrennbar miteinander verbunden. Während Leidenschaft eine konstruktive Beschäftigung ist, ist Zwang eine destruktive Leidenschaft. Im Grunde ist es simpel: Fühlst du dich besser und energiereicher oder auf du negativer und energieloser, wenn du der fraglichen Tätigkeit nachgehst?

Eine Obsession wird all deine Gedanken verzehren. Sie wird sich zu einer psychischen Abhängigkeit entwickeln. Etwas, das dein Ego nicht überwinden kann. Du wirst dann die Notwendigkeit verspüren, deiner Obsession nachzukommen, auch, wenn es gerade überhaupt nicht passt oder schädlich ist. Die Obsession beherrscht deine Gedanken vom Moment des Aufstehens bis zum Zubettgehen.

Wann wird eine liebgewonnene Leidenschaft obsessiv?

Hast du eine Leidenschaft für irgendetwas? Gibt es etwas, das du so sehr liebst, dass du schon aufgeregt bist, wenn du nur daran denkst? Leidenschaft ist ein Aspekt der menschlichen Existenz, der wohl überlebenswichtig ist. Denn, wenn wir vom Leben nicht begeistert sind, sind wir wahrscheinlich mit dem Leben generell nicht zufrieden. In eine Aktivität oder Aufgabe vertieft zu sein, kann neben anderen Vorteilen therapeutisch sein und das Wohlbefinden signifikant steigern.

Vielleicht fragst du dich, ob Leidenschaft etwas mit dem Gehirn zu tun hat. Die positive Psychologie beschäftigt sich mit derartigen Fragen. Zu ihrem Untersuchungsbereich gehören etwa positives Denken, Achtsamkeit, Dankbarkeit für das, was wir haben, und alles andere, was dir ein gutes Gefühl gibt.

Laut Robert Vallerands 2008 veröffentlichtem Artikel „*On the Psychology of Passion: In Search of What Makes People's*

Living Value Living" (Über die Psychologie der Leidenschaft: Auf der Suche nach dem, was das Leben der Menschen lebenswert macht) tun wir Dinge, insbesondere solche, die uns am Herzen liegen, um grundlegende psychische Bedürfnisse zu befriedigen. Bei diesen Bedürfnissen handelt es sich vor allem um Autonomie, Kompetenz und Verbundenheit. Ist das nicht zumindest in gewisser Weise naheliegend? Als Spezies müssen wir das Gefühl haben, die Kontrolle über unser Leben zu haben, effizient mit unseren Umständen interagieren und mit anderen Menschen verbunden sein.

Diese drei Leitprinzipien spiegeln wider, wer wir als Mensch sind. Wenn wir über alles nachdenken, was wir im Leben tun, und warum wir es tun, kommt es häufig auf einen dieser drei Faktoren an. Warum wache ich jeden Tag auf und pendle zur Arbeit? Zunächst benötige ich finanzielle Mittel, um Aufgaben zu erfüllen. Je mehr finanzielle Mittel ich habe, desto erfolgreicher glaube ich, dass ich mich mit meiner Umgebung auseinandersetzen kann. Warum bin ich ein häufiger Nutzer von Social Media? Es hilft mir vermeintlich, mich mit einer größeren Anzahl von Personen verbunden zu fühlen. Warum schreibe ich dieses Buch aus Leidenschaft? Ich hatte das Gefühl, dass ich mein Gehirn bei der Arbeit nicht ausreichend nutzte, und wollte daher mein kritisches Denkvermögen fördern und mein Wissen teilen, um den Menschen zu helfen. Wir lieben es, Dinge zu tun, in denen wir herausragend sind. Wenn wir uns also in irgendetwas auszeichnen, haben wir das Gefühl, mehr Kontrolle über unser Leben zu haben.

Damit landen wir zwangsläufig wieder bei den zwei unterschiedlichen Arten von Leidenschaft: harmonische Leidenschaft und obsessive Leidenschaft. Obsessive Leidenschaft tritt auf, wenn wir uns so sehr in eine Aktivität vertiefen, für die wir uns begeistern, dass wir sie unbewusst in unsere Identität integrieren. Typischerweise wird dieser Mechanismus aufgrund von sozialem oder äußerem Druck auferlegt, der uns praktisch dazu drängt, mit dem Verhalten fortzufahren. Wusstest du etwa, dass zahlreiche Menschen irrationale Gesundheitsobsessionen haben? Die gesundheitlichen Vorteile mögen zunächst positiv wirken, da ihr ganzes Leben davon verzehrt wird, sich übermäßig gesund zu ernähren, ins Fitnessstudio zu gehen und den größten Teil ihrer Freizeit damit zu verbringen, über gesunde Ernährung und Bewegung zu diskutieren oder nachzudenken. Doch das kann auch überhandnehmen.

Im Gegensatz dazu entsteht harmonische Leidenschaft, wenn wir eine Leidenschaft selbstbestimmt in unsere Identität aufnehmen. Der Unterschied besteht darin, dass wir uns bei harmonischer Leidenschaft bewusst sind, dass wir wählen können. Eine harmonische Leidenschaft verdrängt den Rest des Lebens nicht, sondern fügt sich ein. So kann jemand, der sich wirklich für die Musikproduktion begeistert, weiterhin arbeiten, einkaufen gehen und Zeit mit der Familie verbringen, um dann nach Hause zurückkehren und ein paar Stunden Musik zu machen. Wenn es ein obsessives Verlangen wäre, würde sich die Person häufig gezwungen fühlen, eher Musik zu machen als anderen Aktivitäten nachzugehen. Ein gelungenes Nebeneinander unterschiedlicher Lebensbereiche wäre nicht mehr möglich.

Diese Erklärung beweist, dass unsere Leidenschaften und wie wir sie ausdrücken, unsere Gesundheit direkt beeinflussen können. Ein harmonisches Interesse zu verfolgen, kann unserer

Gesundheit zugutekommen. Es kann unserer Gesundheit allerdings massiv schaden, wenn wir einer obsessiven Leidenschaft nachgehen. Ein Mensch, der gerne läuft, profitiert nicht nur von den gesundheitlichen Vorteilen seines Hobbys, sondern auch von gesteigertem Wohlbefinden und einem stärkeren Autonomiegefühl. Jemand, der vom Laufen besessen ist, wird sich jedoch gezwungen fühlen, auch bei gefährlichen Bedingungen wie Regen oder Schnee zu laufen.

Unsere Beziehungen unterliegen der gleichen Art von Interaktion. Eine harmonische Leidenschaft für alles zu haben, kann für jemanden eine wünschenswerte Eigenschaft sein und dem Partner zeigen, dass wir einen Lebensinhalt haben, der über die Beziehung hinaus reicht. Wir führen eine ausgewogene Beziehung.

Eine Obsession hingegen gefährdet die Beziehung. Wir gehen eher unserem Zwang nach, als uns um unsere Beziehung zu kümmern. Überraschenderweise gilt das auch, wenn wir von einer anderen Person besessen sind. Obsessive Begeisterung für einen Partner kann dazu führen, dass dieser sich erstickt fühlt. Ganz zu schweigen davon, wie abstoßend es sein kann, zu bemerken, der einzige Lebensinhalt einer anderen Person zu sein.

Letztendlich ist Leidenschaft das, was das Leben lebenswert macht. Es ist etwas, das wir so hoch schätzen, dass es in unserer Identität verwurzelt ist. Gemäß der Selbstbestimmungstheorie streben wir nach Aktivitäten und wählen diese aus, die uns das Gefühl geben, autonom, kompetent und mit anderen verbunden zu sein. Harmonische Leidenschaft kann unglaubliche Auswirkungen auf dein Leben haben und diesem tiefe Bedeutung verleihen. Obsessive Leidenschaft hingegen richtet verheerende Schäden an den meisten, wenn nicht allen anderen Facetten deiner Existenz an. Finde daher etwas, das du wirklich gerne tust, etwas, indem du dich auszeichnen kannst und etwas, das du anderen Menschen näher bringst, denn das macht die täglichen Herausforderungen des Lebens lohnenswert. Vergiss dabei jedoch nicht, dass dein Leben auch andere Aspekte hat, die ebenfalls wichtig sind.

Bist du übermäßig besessen von einer deiner Leidenschaften?

Zehn einfache Fragen um herauszufinden, ob deine Leidenschaft harmonischen Ursprungs ist.

1. Widmest du deine gesamte Freizeit dieser Leidenschaft?
2. Wie fühlst du dich an Tagen, an denen du nicht damit beschäftigt warst?
3. Worauf hast du in letzter Zeit verzichtet, um deiner Leidenschaft nachgehen zu können?
4. Wann bist du in der Vergangenheit das letzte Mal gescheitert?
5. Wie hast du dich im letzten Jahr positiv verändert?
6. Entspricht deine äußere Realität deinen inneren Gedanken, Gefühlen und Träumen?
7. Interessierst du dich mehr für die Meinung von Kollegen, Familie oder Freunden als für deine eigene?
8. Verbessern oder verschlechtern sich deine Beziehungen zu wichtigen Personen?
9. Wie gut kannst du schlafen?
10. Verbessert oder verschlechtert sich deine allgemeine Lebenssituation?

„Wir müssen darauf achten, nicht unsere gesamte verfügbare Zeit mit Dingen zu verbringen, die einfach nur gut sind, da wir dann nur wenig Zeit für das lassen, was besser oder am besten ist."

— Eichen von Dallin

Es ist wenig beruhigend, zu beobachten, wie die meisten Menschen ihre Zeit verbringen und verzweifelt versuchen, ihre Aufmerksamkeit von der Realität abzulenken.

Viele Menschen sind regelrecht körperlich abhängig von bestimmten Emotionen. Jede Emotion resultiert aus den chemischen Prozessen des Körpers. Und der Körper kann schnell eine Abneigung gegen diese Mechanismen entwickeln.

Wenn du beispielsweise häufig auf dein Smartphone siehst, ohne nachzudenken oder bewusst zu entscheiden, hat dein Körper die Kontrolle über deinen Geist. Dein Körper versucht, Dopamin freizusetzen, das deine Sucht unterstützt. Deshalb greift deine Hand instinktiv nach dem Telefon und führt ihre ritualisierten Aktionen aus.

Nach einiger Zeit merkst du das und kontrollierst dein Verhalten – jedoch nur, bis zum nächsten automatisierten Verhaltensablauf. Wenn wir andererseits eine gesunde Leidenschaft und ein überzeugendes Ziel haben, verbringen wir die Freizeit damit, darüber nachzudenken, was wir uns wünschen. Du lenkst deine Aufmerksamkeit dann nicht länger von der Realität ab. Du akzeptierst die Realität und registrierst alles, was um dich herum vor sich geht, viel bewusster. Wenn also deine harmonische Leidenschaft wächst, wirst du zunehmend emotional intelligent, denn im Kern geht es bei harmonischer Leidenschaft darum, sich mit anderen Menschen zu verbinden und ihnen zu helfen.

Welchen Dingen widmest du dich, wenn du fünf freie Minuten hast?
In den Momenten, in denen niemand hinschaut, bist du, wie du wirklich bist. Wie du deine Zeit verbringst, bildet damit deinen inneren Kompass besonders gut ab. Bist du ständig beschäftigt oder in Dopaminsuchtzyklen gefangen, zeigt sich dein inneres Selbst nicht. Hierzu bedarf es freier Zeit, über die du autonom verfügen kannst. Wäre es da nicht gut, viele freie Zeiträume zu ermöglichen? Die Schlüsselworte hierfür lauten Zeit- und Selbstmanagement: Lerne, deine Zeit so einzuteilen, dass du genügend Raum für die Dinge hast, die du wirklich willst – denn nur dann kannst du sein, wer du wirklich sein willst.

Ist deine Leidenschaft harmonischer Natur, wirst du keine Reue empfinden, wenn du in dieser Sache aufgehst.

Mit einer harmonischen Leidenschaft wirst du nie bereuen, Zeit mit deinen Lieben zu verbringen oder dich anderen Hobbys oder Interessen zu widmen. Du bist dir dann im Klaren darüber, dass deine Leidenschaft zwar ein wichtiger Aspekt deines Lebens, aber eben nur ein Aspekt ist. Ein gutes Zeitmanagement schafft Platz für deine Leidenschaft und für alle anderen Dinge, die dir wichtig sind – und du wirst zufrieden sein mit dieser ausgewogenen Verteilung.

Verfolgst du hingegen eine obsessive Leidenschaft, bist du bereit, mit heftigen und impulsiven Aktionen kopfüber in eine Leidenschaft einzutauchen. Du könntest sogar wichtige Angelegenheiten oder Beziehungen aufgeben, um deiner Obsession zu folgen. Alles, was für dich zählt, ist, den Dopaminschub zu erreichen. Hier funktioniert auch das beste Zeitmanagement nicht: Ist deine Leidenschaft eine obsessive, wirst du immer mehr Zeit für sie benötigen – ganz egal, wie viel du dir bereits genommen hast. Es wird niemals genug sein.

Was hast du in letzter Zeit aufgegeben, um dies vollständig auszuführen?

"Es geht mir nicht darum, wie viel Zeit du damit verbringen willst, das zu tun, was du begehrst. Es geht um die Zeit, die du damit verbringst, das zu tun, was du verabscheust."

– Casey Neistat

Wenn du deine Zeit nicht sinnvolleren Beschäftigungen widmen kannst, hast du dein Interesse noch nicht vollständig und gesund entwickelt.

Wenn wir etwas entdecken, das uns wirklich wichtig ist, werden wir Opfer bringen, um mehr Zeit mit dem zu verbringen, was wir lieben.

Jim Collins sagt in seinem bahnbrechenden Buch *Good To Great*: „Wenn Sie mehr als drei Prioritäten haben, haben Sie keine."

Verbessert sich die Qualität der täglichen Handlungen, verstehen wir besser, was uns am wichtigsten ist. Klarheit wird durch vorbildliches Verhalten erreicht. Klarheit und harmonische Emotion sind untrennbar miteinander verbunden.

Nun wissen wir bereits, was zu tun ist. Schritt zwei ist bereits auf dem Radar. Wir sind uns der Bereiche bewusst, in denen wir derzeit auf unterdurchschnittlichem Niveau arbeiten. Wir sind uns auch dessen bewusst, dass bestimmte Handlungen in unserem Leben suboptimal sind.

Beginnen wir also heute damit, alles Schlechte zu beseitigen und die Aufmerksamkeit klarer auf das zu richten, was wir bereits als unsere primären Prioritäten erkennen.

Konzentrieren wir uns auf das, was uns motiviert. Auf das, was uns anspricht. Es ist akzeptabel, wenn wir im Moment nicht alle Antworten kennen. Machen wir jedoch Schritte nach vorn, wird unsere Vision klarer, unsere Motivation und unser Selbstvertrauen werden wachsen und die Leidenschaft wird erblühen. Indem wir Dinge entfernen, die uns in die Irre führen, können wir eine harmonische Leidenschaft stärken.

Wann waren wir das letzte Mal erfolglos?
Wenn wir nicht bereit sind, uns zu irren, werden wir niemals etwas wirklich Einzigartiges erschaffen.

Wir können keine Leidenschaft haben, wenn wir nicht aktiv am Lernen beteiligt sind. Wer nicht scheitert, lernt nicht. Scheitern ist eine Chance zu lernen. Klarheit wird durch Feedback erreicht. Vertrauen entsteht durch Klarheit. Vertrauen entsteht aus Selbstvertrauen. Das Vertrauen in sich selbst ermöglicht es, Dinge zu versuchen, die derzeit unerreichbar sind. Durch das Experimentieren mit Dingen, die derzeit unerreichbar sind, entwickeln wir uns aus unbewussten Routinen heraus.

Welche Schritte hast du seit letztem Jahr unternommen, um diesem Ziel näherzukommen?
Wer keinen merklichen Unterschied zwischen seinem jetzigen Selbst und dem von vor einem Jahr feststellen kann, lernt wahrscheinlich nicht genug. Wenn wir uns nicht weiterentwickeln, widmen wir uns auch nicht der Aufgabe, etwas Wertvolles zu tun. Engagement erfordert Veränderung.

Selbstbesessene Menschen glauben jedoch nicht daran, dass sie sich ändern müssen. Sie suchen den Fehler bei ihren Mitmenschen und wollen, dass sich die Welt um sie herum organisiert.

Engagierte und leidenschaftliche Menschen sind hingegen unersättliche Lerner. Sie dienen denen, die ihnen am nächsten stehen, und nutzen ihre Gaben, um eine bestimmte Gruppe von Personen zu verändern. Sie benötigen keine Willenskraft, um ihre Aufgaben zu erfüllen. Sie werden mitgerissen und können sich nicht dagegen wehren. Sie haben Selbstverwirklichung erlangt, indem sie sich selbst transzendiert haben. Ihr Leben ist so bedeutungsvoll, dass sie oft sprachlos sind.

Ohne Wachstum gibt es kein Leben. Der Mensch wurde mit der Fähigkeit geschaffen, sich zu entwickeln und zu wachsen. In einem verborgenen Kreislauf ungesunder emotionaler Abhängigkeit gefangen zu sein, ist nicht das, wofür du geschaffen wurdest. Du wurdest geschaffen, um über deinen Schmerz hinauszuwachsen, davon geheilt zu werden und dann anderen mit dem, was du gelernt hast, zu helfen.

Wie genau entspricht deine Realität deinen Gedanken, Gefühlen und Träumen?

Was unbewusst eingeprägt ist, wird ausgedrückt. Materie und Geist sind eng miteinander verbunden. Wenn eines verändert wird, folgt das andere. Deine Umgebung ist ein Spiegel dessen, was du über dich selbst fühlst. Wie mächtig ist das Umfeld, in dem wir derzeit leben? Inwieweit inspirieren wir unser Umfeld und die weite Welt?

Zwingt dich deine Situation, Größeres zu erreichen?

Hast du dich in eine Position der Demut und Aufregung versetzt? Ist dir klar, dass du deine Umgebung durch kraftvolles Verhalten und Entscheidungsfindung sofort verändern kannst? Wusstest du, dass du eine Umgebung schaffen kannst, die dich immer dazu ermutigt, dein Bestes zu geben? Dass du dein Aussehen von innen nach außen und von außen nach innen verändern kannst?

Wenn es um eine Verschiebung geht, haben wir zwei Möglichkeiten: Wir können entweder unabhängig von unserer aktuellen Umgebung und den Emotionen agieren oder eine Atmosphäre schaffen, die uns dazu zwingt, uns darüber zu erheben. Beides ist erforderlich.

Wir müssen ständig über unsere bestehenden Umstände hinaus handeln, denken und leben. Darüber hinaus müssen wir uns auch ständig mit Menschen, Projekten und Verpflichtungen umgeben, die uns demütigen – und uns dazu zwingen, etwas in uns zu entdecken, von dem wir nicht wussten, dass es existiert.

Interessierest du dich primär für die Meinungen deiner Kollegen oder für die deiner Familie und Freunde? Wir geben Geld aus, das wir nicht haben, für Dinge, die wir nicht brauchen, um Menschen zu beeindrucken, die wir nicht mögen.

Welche Person versuchst du zu beeindrucken? Es spielt keine Rolle, wie erfolgreich oder selbstbewusst wir sind. Wir sollten in der Lage sein, uns auf alle zu beziehen. Wir dürfen und sollten eine bodenständige Haltung bewahren. So ziehen wir selbst die erfolgreichsten Menschen der Welt an. Joe Polish, der Schöpfer von *Genius Network*, kritisiert häufig Menschen dafür, wie sie andere behandeln, die sie für „weniger würdig“ halten. Joe leitet eine hochrangige unternehmerische Mastermind-Gruppe, die sich aus äußerst erfolgreichen Einzelpersonen zusammensetzt. Joe beobachtet die Interaktionen zwischen den Mitgliedern seines Teams. Häufig beobachtet er, dass diese "erfolgreichen" Personen andere Teammitglieder vernachlässigen und respektlos behandeln. Wenn du anderen nur dann Respekt zeigst, wenn du glaubst, dass sie dir helfen können, wirst du nicht lange Freunde haben. Laut Dan Sullivan, dem Gründer von *Strategic Coach*, braucht er weniger als zehn Minuten, um festzustellen, ob jemandes Hauptmotiv Fortschritt oder Gier ist. Es versteht sich von selbst. Echtheit kann man nicht vortäuschen. Wir können nicht verbergen, dass wir nicht wirklich zuhören und nur daran interessiert sind, gehört zu werden.

Unabhängig von unserem Wohlstandsniveau sollten wir deshalb ständig versuchen, die Bedürftigen zu lieben und ihnen zu helfen. Die Personen, die wir als Familie und Freunde bezeichnen.

Verbessern oder verschlechtern sich deine Verbindungen zu wichtigen Personen in deinem Leben? Wo auch immer du bist, stelle sicher, dass diese Menschen präsent sind. Wenn die wichtigsten Beziehungen in deinem Leben immer angespannter und komplizierter werden, hast du mit ziemlicher Sicherheit eine obsessive Leidenschaft. Du priorisierst nicht. Du bist ganz erheblich aus der Spur geraten.

Wenn wir eine harmonische Leidenschaft haben, werden sich unsere Beziehungen zu den wichtigen Menschen in unserem Leben aufgrund des persönlichen Wachstums verbessern.

Persönliches Wachstum durch unsere Leidenschaften und eine ganzheitliche Entwicklung werden uns helfen, ein größeres

Verantwortungsbewusstsein für unsere Familie und Freunde zu entwickeln. Du wirst großzügiger und fürsorglicher. Du wirst auch an Vertrauen und Stärke gewinnen, und du wirst andere inspirieren und unterstützen. Du verbesserst deine Fähigkeit, zuzuhören. Hierdurch wird sich dein zwischenmenschliches Know-how verbessern.

Kannst du nachts ruhig schlafen oder verbringst du deine Zeit damit, darüber nachzudenken, was du anders machen solltest? Schlafe niemals, ohne zuerst dein Unterbewusstsein anzusprechen. Eine gute Nachtruhe ist ein Spiegel eines klaren Geistes. Wenn wir ein bewusstes Leben führen, werden wir auch fest schlafen. Unser Schlaf wird verjüngend und erfrischend sein. Unsere Träume werden lebendig und lebhaft in Erinnerung bleiben. Weil wir dann die Kunst beherrschen, das Unterbewusstsein im Schlaf zu lenken, wird es sich ständig dehnen und erweitern.

Schlaf hat das Potenzial, der produktivste Moment des Tages für eine Person zu sein. Während dieser Zeit führt das Gehirn einige seiner kreativsten und für das Lernen wichtigsten Aktivitäten durch. Wenn wir jedoch nicht in den Tiefschlaf eintreten können und unseren Schlaf nicht zum Genesen und Lernen nutzen, werden unsere Tage nicht so produktiv sein, wie sie es sein könnten. Wir werden dann nicht in der Lage sein, mit der gleichen Geschwindigkeit wie Kinder zu lernen und zu wachsen – was niemals aufhören sollte.

Erfolg ist nicht etwas, dem man nachjagen muss – es ist etwas, zu dem man sich hingezogen fühlt.

Einfach gesagt, verbessert oder verschlechtert sich dein Leben? Wenn sich das Problem mit der Zeit verschlimmert, hast du entweder eine obsessive Leidenschaft oder dein Verhalten ist außer Kontrolle geraten.

Wenn du eine harmonische Leidenschaft verfolgst, verbessert sich dein Leben kontinuierlich. Du verbesserst dich. Deine Gesundheit verbessert sich. Auch deine Beziehungen verbessern sich. Ebenso deine finanzielle Situation. Die Atmosphäre deines Lebens verbessert sich insgesamt.

Dein Leben konzentriert sich immer mehr auf die Dinge, die wirklich wichtig sind. Du verstehst, dass die meisten Dinge irrelevant sind. Dir wird zudem bewusst, welche Ansprüche zu hoch oder unrealistisch sind.

Dr. Barry Schwartz hat ein außergewöhnliches Buch mit dem Titel *The Paradox of Choice: Why More Is Less* verfasst. Basierend auf jahrzehntelangen Studien zur Entscheidungsfindung stellte Dr. Schwartz fest, dass die besten Entscheidungsträger praktisch alle Alternativen aktiv aus ihrem Leben eliminieren. Die beste Auswahl ist diejenige, die die größte Anzahl von Optionen eliminiert. Gary Kellers bahnbrechendes Buch „*The One Thing*" lädt uns ein, über Folgendes nachzudenken: „Was ist diese eine Sache, die heute passieren muss, damit alles andere einfacher oder irrelevant wird?"

Die Mehrheit der Entscheidungen sind schlechte. Eine übermäßige Anzahl von Optionen führt zu Entscheidungsmüdigkeit oder Erschöpfung der Willenskraft. Willenskraft ist wirkungslos. Anstatt sich auf Willenskraft zu verlassen, agiere bewusst und achtsam. Triff smarte Entscheidungen, die unnötige Optionen eliminieren. Bleibe bei aufrichtigen Zusagen. Investiere in dich selbst. So verbesserst du dein Leben. Du verhältst dich achtsam und handelst entsprechend.

Deine Handlungen definieren, wer du bist. Was du wiederholt tust, definiert dich. Die Umgebung drängt uns dazu, unsere Handlungsfähigkeit emotionalen Abhängigkeiten wie der Abhängigkeit von Dopamin zu überlassen. Übernimm die Kontrolle über deine Emotionen. Übernimm die Kontrolle über dein Leben!

Obssession

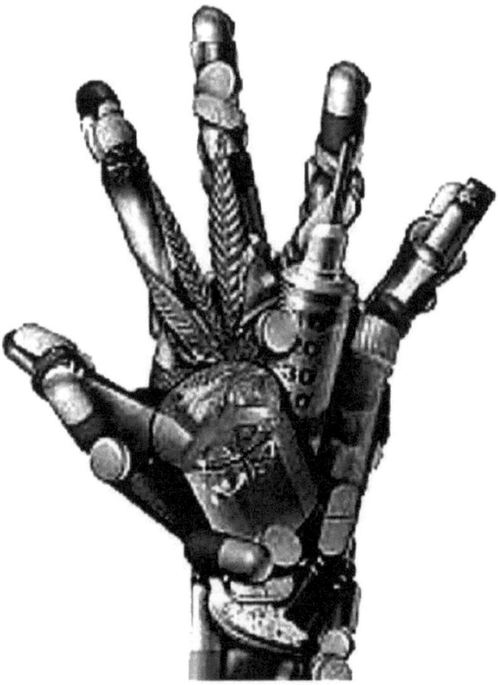

My-mindguide.com

VERBESSERE DEINE LEIDENSCHAFT FÜR DIE ARBEIT, OHNE BESESSENHEIT ZU ENTWICKELN

Die Arbeit bereitet manchen Menschen echte Freude. Diese Personen haben das Gefühl, ihre Arbeit unter Kontrolle zu haben, haben ein positives Selbstbild und halten ihre Arbeit für mit ihren anderen Freizeitbeschäftigungen vereinbar. Psychologen definieren diese Personen als Menschen mit einer ausgewogenen Leidenschaft. Es gibt jedoch eine andere Art von Verlangen, obsessive Leidenschaft.

Obsessiv enthusiastische Personen erleben einen unkontrollierten Drang, sich auf ihre Arbeit einzulassen, erleben mehr Konflikte zwischen ihrer Leidenschaft und anderen Teilen ihres Lebens, und ihre Arbeit trägt erheblich zu ihrem häufig instabilen und negativen Selbstkonzept bei.

In meinem vorherigen Abschnitt habe ich Robert J. Vallerands Unterscheidung zwischen obsessiven und harmonischen Leidenschaften zusammengefasst. Ist fanatischer Eifer jemals von Vorteil? Was sollten wir tun, wenn wir verstehen, dass unsere Begeisterung für die Arbeit eher obsessiv als harmonisch ist? Beide Punkte werden nun behandelt.

Einigen Kritikern zufolge kann obsessive Leidenschaft in den frühen Phasen eines neuen Unternehmens von Vorteil sein, beispielsweise bei der Gründung eines Start-ups. Ich widerspreche dem. Selten ist obsessive Leidenschaft von Vorteil.

Es ist nicht nur so, dass Menschen mit einem obsessiven Maß an Leidenschaft engagiert, konzentriert und hingebungsvoll sind. Sie sind auch unflexibel und agieren oftmals mit einem zwanghaften Kontrollwahn. Infolgedessen etablieren Betroffene von Anfang an negative Verhaltensweisen, was die Wahrscheinlichkeit eines Burnouts langfristig erhöht. Aber auch für Angestellte ist der kontrollierende Druck auf Dauer schwer zu ertragen.

Betrachten wir einmal den Zusammenhang zwischen harmonischer Leidenschaft und Flow – dem mentalen Zustand, vollkommen präsent und in einen Job vertieft zu sein. Forschungen zufolge fördert Flow, also nicht obsessiver Enthusiasmus, die Kreativität. Positive Emotionen und intrinsische Freude statt negativer Emotionen.

Jeder von uns hat eine kleine Portion obsessiver und harmonischer Leidenschaft für seinen Beruf. Der Schlüssel zur Steigerung der harmonischen Leidenschaft bei gleichzeitiger Verringerung des obsessiven Anteils besteht darin, die harmonische Leidenschaft aktiv zu fördern.

Wie können wir obsessive Leidenschaft herunterregeln und harmonische Leidenschaft fördern? Ich glaube, dass das in einem zweistufigen Prozess gelingt: Zu Beginn ist es notwendig, anzuerkennen, dass wir ein obsessives Verlangen zeigen. Anschließend geht es darum, die harmonische Leidenschaft aktiv zu steigern. Es gibt offensichtliche Anzeichen dafür, dass wir uns übermäßig für den Beruf engagieren. Nachfolgend einige Testfragen:

1. Hast du genug Energie zur Verfügung? Gehst du positiv an deine Aufgabe heran? Empfindest du Freude an deiner Arbeit?

2. Definierst du dich ausschließlich über deine Arbeit? Wie viel von dir wird durch die Arbeit eingenommen?

3. Hast du ein gesundes Selbstwertgefühl? Obsessive Leidenschaft ist mit einem schlechten Selbstbild sowie automatischen unbewussten Verbindungen zwischen dem Selbst und der Vorstellung von „unangenehm" verbunden.

4. Ist dein innerer Monolog bei der Arbeit optimistisch? Das erkennst du daran, dass du Phrasen wie „will", „erreiche" und „kann es kaum erwarten" benutzt. Oder greifst du eher zu „müssen", „brauchen" und „sollten"?

5. Kannst du deinen Job im Handumdrehen unterbrechen? Eine Studie fand heraus, dass Online-Spieler mit einer harmonischen Leidenschaft für das Spielen positive Emotionen beim Spielen erlebten, während obsessive Spieler vermehrt negative Emotionen spürten. Dies zeigte sich sowohl während des Spielens als auch in den Pausen. Fühlst du dich gezwungen, ständig zu arbeiten, auch wenn du gerade nicht in der Stimmung bist?

6. Befindest du dich in einem Zustand des Flows? Hast du das Gefühl, dass die Zeit schnell vergangen ist? Spürst du ein

Spannungsgefühl im Rücken? Während Flow ein angenehmes Gefühl ist, fühlt sich eine obsessive Leidenschaft drängend an.

Wenn du diese Liste lesen solltest und dabei "nein, nein, nein" denkst, sind dies Anzeichen dafür, dass du eher ein obsessives als ein harmonisches Interesse an der Arbeit hast. Falls du annimmst, dass deine Leidenschaft eine obsessive ist, gibt es mehrere Dinge, die du tun kannst:

- Baue echte Pausen in deinen Zeitplan ein. Falls du bemerkst, dass du dich zwanghaft deiner Arbeit widmest, zwinge dich aus dieser Denkweise heraus: Plane andere Aktivitäten ein (etwa ein Mittagessen mit einem Freund oder eine Pause, um ins Fitnessstudio zu gehen). Plane zudem Zeit nach der Arbeit oder am Wochenende für Familie, Freunde und Freizeitaktivitäten ein. Eine Routine zu etablieren, kann hilfreich sein.

- Vermeide es, Arbeit mit nach Hause zu nehmen. Sofern du es dir leisten kannst, mache es auch deinen Mitarbeitern schwer, nach ihrem Feierabend auf ihre Arbeit zuzugreifen. Lasse den Laptop stehen. Höre auf, geschäftliche E-Mails zu lesen, sobald du zu Hause bist (richte bei Bedarf eine Abwesenheitsnachricht ein). Obsessive Leidenschaft ist eine schlechte Angewohnheit, und Gewohnheiten lassen sich ändern.

- Wenn du arbeitest, ändere deine Gedankenmuster. Versuche, zu denken wie eine Person mit harmonischer Leidenschaft – irgendwann wirst du genau dazu werden.

Konvertiere beispielsweise Konzepte von „müssen“ und „brauchen“ in „wollen“ und „können“. Das mag sich zunächst seltsam anfühlen, kann aber hilfreich sein. Laut einer kürzlich durchgeführten Studie kann die Änderung der expliziten Denkgewohnheiten das Selbstwertgefühl und die harmonische Leidenschaft steigern.

- Suche dir neue Hobbys. Je mehr Aktivitäten außerhalb der Arbeit zu einem positiven Selbstwertgefühl beitragen, desto weniger Platz nimmt die Arbeitsleistung in deinem Selbstkonzept ein und desto unwahrscheinlicher wird ein Burnout.

Falls du der Ansicht bist, dass all das nicht zum Erfolg führen wird, kann dich vielleicht ein Fallbeispiel überzeugen: Ein junger, äußerst talentierter Musiker überlegt, ob er seine vielversprechende Solokarriere fortsetzen oder vorübergehend verschieben soll, um die Welt um ihn herum besser zu verstehen. Einerseits legt die Musikindustrie großen Wert auf Schnelligkeit – andere talentierte Künstler könnten von seiner Entscheidung profitieren, seine Karriere zu verschieben. Andererseits garantiert Talent allein noch keinen musikalischen Erfolg. Das Publikum reagiert auf Fähigkeiten und subtile Effekte wie Sensibilität, Ausdruck und Wissen, die aus nicht-musikalischen Erfahrungen stammen.

Dieser Musiker entschied sich, eine Pause einzulegen, um an sich selbst zu arbeiten und sein Wissen zu erweitern. Er vergleicht diese Jahre mit einem emotionalen Bankkonto, von dem der Rest des Lebens abgehoben werden muss. Sein Weg verlief nicht gänzlich glatt: Einen Kurs über Musikgeschichte bestand er nur knapp. Ich kann jedoch nicht erkennen, dass diese Jahre des Studiums seiner Karriere abträglich waren. Er ist einer der weltbesten Cellisten, der nicht nur für sein außergewöhnliches Talent und seine Hingabe bekannt ist. Auch die Bandbreite seiner Leistungen, sein Mitgefühl, seine Weisheit, sein Wissen und sein ansteckender Optimismus zeichnen ihn aus. Mit anderen Worten: seine harmonischen Leidenschaften.

Leidenschaft ist einer der wichtigsten Antriebe für Exzellenz, Kreativität, Vorstellungskraft und Innovation. Wir berücksichtigen jedoch selten, wie andere wichtige Lebensbereiche zu unserer primären Leidenschaft beitragen. Gerät das Leben einer Person aus dem Gleichgewicht, kann Leidenschaft obsessiv und selbstzerstörerisch werden. Leidenschaft ist eine Quelle langfristiger Erfolge, sofern sich eine Person von ihrer Arbeit trennen und eine vernünftige Einstellung zu sich selbst einnehmen kann.

Obssession

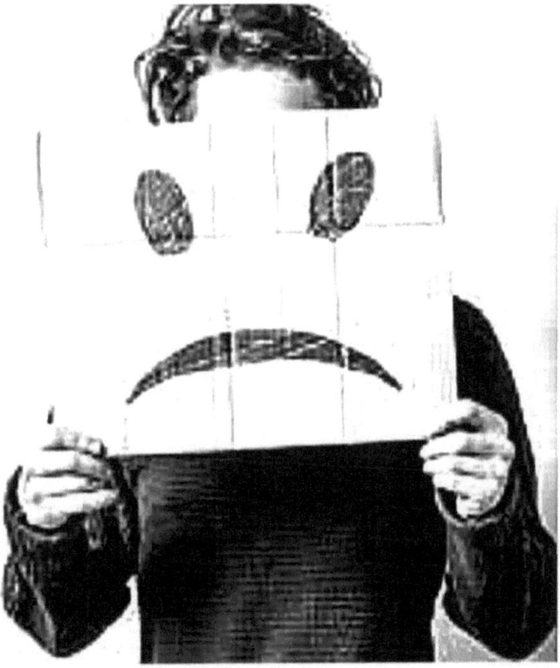

My-mindguide.com

OBSESSIVE GEDANKEN – ERLAUBE ES IHNEN NICHT, DIE KONTROLLE ÜBER DICH ZU ÜBERNEHMEN

Zwangsgedanken sind eine Art Angstzustand, bei dem Menschen in einem endlosen Kreislauf wiederkehrender Gedanken und Aktivitäten gefangen werden. Personen, die an Zwangsstörungen leiden, leiden unter wiederkehrenden und stressauslösenden Gedanken oder Ängsten, die deren Meinung nach außerhalb der eigenen Kontrolle liegen. Zwangsgedanken erzeugen Angst oder Sorge, woraus die gefühlte Notwendigkeit entsteht, sich auf zwanghafte Rituale oder Routinen einzulassen. Diese Rituale werden durchgeführt, um obsessives Denken einzuschränken oder zu beseitigen - was jedoch nicht gelingt. Zwanghaftes Verhalten kann die Zwangsgedanken zwar vorübergehend unterdrücken, muss jedoch beständig wiederholt werden, wenn sie erneut auftreten. Ein solcher Teufelskreis kann Stunden andauern und den Tagesablauf massiv beeinträchtigen. Betroffene wissen zwar, dass ihre Zwangsgedanken und Zwänge ihr Leben negativ beeinflussen, können sie ohne Hilfe meist jedoch nicht bewältigen.

Welche Faktoren tragen zur Entwicklung obsessiver Gedanken bei?

Obwohl die genaue Ursache des obsessiven Denkens unklar ist, deuten verschiedene Untersuchungen darauf hin, dass es durch eine Mischung aus organischen und natürlichen Faktoren verursacht wird. Darüber hinaus gibt es Hinweise darauf, dass diejenigen, die Zwangsgedanken haben, an einem Mangel an Serotonin leiden. Da dieser Mangel an Serotonin genetisch bedingt sein kann, kann die Disposition zu Zwangsgedanken, wie zu vielen anderen psychische Erkrankungen auch, vererbt werden.

Obsessives Denken kann auch aufgrund von anhaltendem Drogenkonsum oder einer folgenschweren Hirnverletzung auftreten, welche als Kind oder Erwachsener erlitten wurde. Darüber hinaus kann es eine Nebenwirkung bestimmter Medikamente sein.

Ist es möglich, dass auch bestimmte Umweltfaktoren zu Zwangsgedanken beitragen? Zahlreiche Umweltfaktoren können bei betroffenen Personen zwanghaftes Denken begünstigen. Darüber hinaus können diese Umweltelemente zur Verschlimmerung bestehender Symptome beitragen, etwa:

- Stress kann arbeitsbedingt, beziehungsbedingt, finanziell oder krankheitsbedingt auftreten
- Der Tod eines geliebten Menschen
- Missbrauch – sexuell, körperlich oder emotional
- Eine spezifische Lebenssituation
- Chronischer Drogenkonsum

Welche Symptome treten bei Zwangsstörungen auf?

Die Symptome von Zwangsstörungen unterscheiden sich von Mensch zu Mensch – schließlich geht es hier um ganz individuelle Gedanken und Befürchtungen.

Einige der am häufigsten auftretenden zwanghaften Gedanken:

- Angst vor Keimen
- Angst davor, böse Gedanken zu entwickeln
- Angst vor peinlichen Momenten
- Ständiges Bedürfnis nach Präzision, Sauberkeit oder Ordnung
- Angst, Fehler zu machen
- Unsicherheit und der Wunsch nach Selbstvertrauen
- Angst, einem anderen Schaden zuzufügen

Einige der häufigsten, damit einhergehenden Verhaltensweisen:

- Die Weigerung, Hände zu schütteln oder Türklinken zu berühren
- Essen in einer bestimmten Reihenfolge
- Wiederholtes Überprüfen von Objekten wie Türschlössern oder Fenstern
- Sammeln von Gegenständen ohne Geldwert
- Ständiges Zählen, gedanklich oder laut
- Wiederholen bestimmter Wörter, Sätze oder Gebete
- Übermäßiges Baden, Duschen oder Händewaschen
- Ständiges Anordnen von Dinge auf eine ganz bestimmte Weise

Wie können zwanghafte Gedanken behandelt werden?

Zwanghafte Gedanken haben zweifellos etwas mit der Art und Weise zu tun, wie wir ticken. Falls sie auf einen externen

Stressor zurückzuführen sind, steht die betroffene Person vor dem Problem, nicht nur ihre Zwänge, sondern auch das zugrundeliegende Trauma zu verarbeiten. Oft ist dafür eine Therapie nötig.

Zwangsgedanken variieren in Schwere und Ausprägung, sodass sich auch die Therapieformen unterscheiden. Insbesondere bei chronischen Formen werden Medikamente gegeben, um die Psychotherapie zu unterstützen. Positiv ist jedoch, dass die meisten Menschen sich letztlich von ihren zwanghaften Gedanken befreien können. Am besten erreicht man die Verhaltensmodifizierung durch die Zusammenarbeit mit einem Profi. Mithilfe einer professionellen Anleitung durch einen Mentor oder ein Programm, die einem beibringen, positiv zu denken und die Auslöser von Zwangsgedanken zu erkennen, lernt man wie man jene Auslöser zu vermeiden. Darüber hinaus ist das Erlernen von Meditations- und Verhaltenstechniken für innere Ruhe von Vorteil. Darauf gehe ich im späteren Verlauf des Buches noch einmal genauer ein.

Obssession

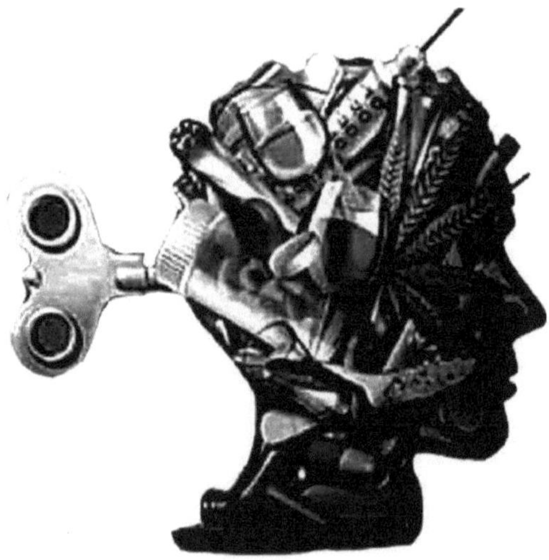

My-mindguide.com

EINE KURZE GESCHICHTE DER OBSESSION

Können auch Nichtwissenschaftler Beobachtungen über Zwangsstörungen machen?

Besonders aus der naturwissenschaftlichen Perspektive heraus wird häufig behauptet, Zwangsstörungen könnten nur mit naturwissenschaftlichen Methoden adäquat erkannt, benannt und behandelt werden. Hieraus folgt der Anspruch, dass ausschließlich naturwissenschaftlich ausgebildete Menschen entsprechende Studien interpretieren und Schlussfolgerungen ziehen dürften. Dieser Punkt jedoch erscheint kaum haltbar, soll das Phänomen nicht nur technisch, sondern ganzheitlich begriffen und in den Blick genommen werden. Das bedeutet keinesfalls, den Anspruch einer statistischen Datenerhebung und -auswertung zu bestreiten; es geht vielmehr darum, auch einen interpretatorischen Zugriff auf das Phänomen der Zwangsstörung ebenso wie auf medizinische Studien, die sich mit diesem Phänomen befassen, weiterhin zu ermöglichen. Mit einem solchen Zugriff lassen sich einige wichtige Erkenntnisse gewinnen:

So wird etwa häufig angeführt – beispielhaft von Dag Agins in der Huffington Post –, dass psychiatrische Kategorien lediglich Bezeichnungen für Symptomgruppierungen sind, dass sie gleichzeitig jedoch eine Art Leitfaden für den Typ des zu erwartenden Verhaltens bilden und damit in der psychiatrischen Tätigkeit absolut notwendig sind. Doch ist das sinnvoll? Wenn Diagnosen nur Namen für Symptomgruppierungen oder praktische Hilfsmittel sind, wie können sie dann notwendig sein? Wenn wir eine Anhäufung von Symptomen untersuchen, als wäre diese eine reale Entität, wie wir es bei der Untersuchung der Neurochemie von Personen mit Zwangsstörungen tun, sollten wir dann nicht eine klarere Abgrenzung, Definition und Diagnose anstreben?

Agins stellt in seinem Artikel in der Huffington Post ferner fest, dass „Menschen, die von psychischen Symptomen geplagt werden, eine Therapie wünschen und benötigen", und dass „Diagnose und Behandlung von Pragmatismus geleitet werden müssen", wenngleich unklar ist, wie die Zwangsstörung entsteht. Agins sagt also effektiv: „Wir wissen nicht, was Zwangsstörungen verursacht oder wie das Gehirn bei dieser Störung funktioniert, aber wir müssen handeln, weil Menschen uns um Hilfe ersuchen. Daher sind wir gezwungen, Diagnosen zu erfinden, die durch kein kongruentes System unterstützt werden, um Behandlungen auszuprobieren, die zu funktionieren scheinen." Die Wahrheit darüber ist jedoch, dass es nicht nur keine diagnostische Strenge gibt, sondern dass Patienten, die gegen die Erkrankung kämpfen, schlechte Ergebnisse aufweisen. Nach den am besten kontrollierten Statistiken verbessert sich bei einem Drittel der Patienten das Befinden, bei einem Drittel verschlechtert es sich und bei einem weiteren Drittel bleibt es stabil. Diese anekdotischen Beweise wirken auf diese Praktiker wesentlich aufbauender, als man es angesichts der Klinik-Websites, die ohne kontrollierte Beweise behaupten, Erfolgsraten von fast 70 % zu haben, erwarten würde. Ist das zutreffend?

Nur weil diese Ärzte mit Betroffenen arbeiten, bedeutet das noch nicht, dass sie die beste Perspektive haben. Gelegentlich kann ein informierter Beobachter einer anderen Profession das Problemfeld unvoreingenommen übersehen und die Zusammenhänge besser verstehen. In der Tat zeichnen sich Naturwissenschaftler vor allem dadurch aus, sich auf sehr kleine Spezialsysteme zu fokussieren. Geisteswissenschaftler und Experten anderer Professionen könnten hier dabei helfen, ein konsistentes Gesamtbild aus den vielen Spezialperspektiven zu formen.

In aller Kürze: Auch als Nichtmediziner kannst und solltest du dich mit Zwangsstörungen befassen, wenn du dich dafür interessierst und/oder betroffen bist.

IM KOPF EINES STALKERS

Die Leute machen häufig Witze über das „Google-Stalking" potentieller Partner, aber Stalking ist keineswegs zum Lachen. Es beschreibt ein Verhalten, bei dem man sich ängstlich und verletzlich fühlt, hervorgerufen durch das Gefühl, verfolgt zu werden. Während jedes Stalking-Szenario einzigartig ist (von anhaltendem Kontakt bis hin zu unerwünschten Geschenken), ist das Ziel immer dasselbe: Ein Gefühl der Verwundbarkeit zu vermitteln. Jedes Jahr werden 600.000 bis 800.000 Menschen in Deutschland Opfer von Stalking. Drei von zehn dieser Opfer berichten von anhaltenden emotionalen und psychischen Belastungen. Der Verein *Frauen gegen Gewalt* hat ein Handbuch über Stalking herausgegeben, in dem sich neben Informationen über die Folgen von Stalking auch interessante

Daten über die Täter finden. Die folgenden Informationen wurden diesem Handbuch sowie anderen Publikationen zum Thema entnommen.

Worin besteht die Motivation eines Stalkers?

Stalking beginnt oft mit ständigen E-Mails oder vielen Kontaktaufnahmen über Social Media. Doch dabei bleibt es in der Regel nicht. Wenn diese Kommunikationsmethoden nicht erfolgreich sind, „kann der Stalker zu aufdringlicheren Handlungen übergehen, wie zum Beispiel Ausspionieren und abrupter Konfrontation mit seinen Opfern", schreibt Robert T. Muller. Obwohl bekannt ist, dass 60 Prozent der Täter Ex-Partner sind, gibt es keine genaue wissenschaftliche Erkenntnis, um vorherzusagen, wer ein Stalker wird und wer nicht. Die nachfolgenden Faktoren geben ein Gefühl dafür, wer das Potential zu einem Stalker haben könnte:

Zurückweisung

Ob die Zurückweisung echt oder vom Stalker *eingebildet* ist, spielt keine Rolle: Sie wirkt als verheerender Schlag gegen das Selbstvertrauen. Stalker sehen sich als hinters Licht geführte oder manipulierte Opfer. Da ihre Angst vor dem Verlassenwerden ihr Denken beeinträchtigt, ist es unmöglich, sie leicht loszuwerden.

Besessenheit

Stalker sind von zahlreichen Aspekten ihres Lebens besessen, einschließlich ihrer romantischen Vorlieben. Sie haben häufig wiederkehrende Denkprozesse, die wie eine kaputte Schallplatte ablaufen. Infolgedessen konzentrieren sie sich nach und nach so intensiv auf ihr Ziel, dass sie nicht schlafen können, das Essen vergessen und ihre Arbeit vernachlässigen.

Einbildung
Stalking verwischt die Barrieren zwischen Realität und Fantasie. Stalker empfinden ihr Anspruchsverhalten als berechtigt. Sie können so überzeugt davon sein, dass sie Details über eine Liebesbeziehung fabrizieren, die es überhaupt nicht gibt. Da sie selbst diesem Trugbild verfallen, denken sie, dass sie andere ebenfalls davon überzeugen können.

Narzissmus
Stalker sind nicht in der Lage, die Gefühle oder Grenzen anderer zu erkennen oder zu respektieren. Darüber hinaus fehlen ihnen gesunde Bewältigungsmechanismen, um Ablehnung, Verlegenheit, Scham oder Verlust zu überwinden. Dies wird besonders problematisch, wenn sie zuvor eine romantische Beziehung hatten, da sie ihr Verhalten möglicherweise mit den Worten „Wenn ich leide, soll er/sie das ebenfalls“ oder „Wenn ich sie/ihn nicht haben kann, dann niemand“ rationalisieren.

Auf welche Weise Stalker Manipulation zur Befriedigung ihres Zwanges nutzen
Manipulation ist eines der effektivsten Werkzeuge des Stalkers, besonders im Umgang mit einem Ex-Partner. Im Folgenden sind einige der häufigsten Methoden aufgeführt, mit denen ein Stalker versucht, das Opfer zurückzugewinnen:

- Sie werden andere des Fehlverhaltens beschuldigen oder Notfälle fabrizieren, um Mitgefühl zu bekommen: „Warum quälst du mich?“ oder „Ist dir meine Not egal?“

- Sie machen leere Versprechungen, um die Kommunikation aufrechtzuerhalten: „Das ist das letzte Mal, ich schwöre es.“ Oder: „Ich brauche einen Abschluss.“

- Sie erpressen, egal wie weit hergeholt das Drohmittel ist: „Ich werde deinen Vorgesetzten über die Zeit informieren, in der du krankheitsbedingt ausgefallen bist."

- Sie machen sich Unsicherheiten zunutze und erheben ungerechtfertigte Anschuldigungen: „Du interessierst dich nur für dich selbst."

- Sie werden ihre Worte so wählen, dass sie ihren Zwecken entsprechen: „Mir ist bewusst, dass du dich wirklich um mich sorgst und dass deine Freunde versuchen, dich gegen mich zu beeinflussen."

- Sie werden extravagante oder auffällige Geschenke machen, die mit Vorhaltungen einhergehen: „Nach allem, was ich für dich getan habe ..."

Gemeinsame Merkmale von Stalkern

Es ist wichtig, zu verstehen, dass Stalker keine Monster unter deinem Bett sind. Tatsächlich gibt es keine etablierten Richtlinien zur Identifizierung eines Stalkers. Stalker werden manchmal als einsam, sozial unfähig und unattraktiv missverstanden. Experten warnen jedoch davor, dass viele Stalker charmante und äußerlich „normale" Menschen sind. Sie würden niemals zugeben, eine ungesunde Bindung zu einem Ex, einem Nachbarn oder vielleicht sogar einem völlig Fremden zu haben. Dennoch lassen sich einige Merkmale ausmachen, die viele Stalker aufweisen:

- Narzissmus
- Eifersucht
- Obsessives und zwanghaftes Verhalten

- Schnelles Verlieben (Intensität)
- Manipulatives Benehmen
- Keine Verantwortungsübernahme für Gefühle oder Handlungen
- Streben nach Kontrolle über andere
- Unwohlsein in sozialen Situationen
- Überzeugt davon, von der Gesellschaft oder Einzelpersonen unfair behandelt zu werden
- Unfähigkeit, „nein" als Antwort zu akzeptieren
- Geheimniskrämerei
- Regelmäßiges Pendeln zwischen Wut und Zuneigung
- Kaum Unterscheidung zwischen Traum und Realität
- Selbstgerechtigkeit ("Du schuldest mir ...")
- Unfähigkeit, mit Enttäuschungen umzugehen
- Fehlende Eigenverantwortung

Wie händelt man einen Stalker?

Falls du ein Bauchgefühl bekommst, das dir sagt, dass etwas nicht stimmt, dann vertraue darauf. Gelegentlich bekommen wir ein intuitives Gefühl, noch bevor wir die Beweise sehen. Auch wenn der Umgang mit einem Stalker unangenehm sein kann, gibt es Maßnahmen, die wir ergreifen können, um uns frühzeitig zu schützen:

- Sei selbstbewusst und teile der Person, die dir Unbehagen verursacht, mit, dass du zögerst, den Kontakt fortzusetzen. Das solltest du bereits beim ersten Anzeichen von aufdringlichem Verhalten tun. Sobald du klargemacht hast, dass du nicht kontaktiert werden möchtest, musst du aufhören, Antworten zu versenden.

- Mache dir keine Sorgen, falls du Gefühle verletzt, indem du die Kommunikation beendest. Du setzt nur Grenzen, um deine Sicherheit zu gewährleisten.
- Gehe sorgsam mit den persönlichen Informationen um, die du online teilst.
- Verhindere, dass Apps deinen Standort anzeigen.
- Sichere dein Auto und dein Zuhause.
- Ändere Fahrtrouten und Routinen. Vermeide vorhersehbares Verhalten.
- Gib nicht an, dass du beabsichtigst, die Polizei zu kontaktieren, es sei denn, du tust es wirklich. Das Nichteinhalten dessen, was du vorgibst zu tun, signalisiert deinem Stalker, dass du es nicht ernst meinst mit dem, was du sagst.
- Gehe keinesfalls auf die Wünsche des Stalkers ein.

So beängstigend es auch sein mag, du kannst einem Stalker Einhalt gebieten. Die Idee ist, wachsam zu bleiben, sich weiterzubilden und Hilfe zu suchen. Vergiss nie: Niemand kann dir deine Autonomie nehmen. Halte stets daran fest und denke daran, dass du die Kontrolle hast.

Was einem Stalker durch den Kopf geht: Warum jemanden demütigen?

Stalker sind allein und haben kein Selbstwertgefühl, aber sie fühlen sich enorm wichtig. Es scheint, als ob dies der Preis der Popularität ist. Catherine Zeta-Jones hat Drohbriefe von einem verliebten Stalker erhalten. Seit Jahren lebte auch David Letterman damit. Was sind die Beweggründe der Stalker und wie gefährlich sind sie? Während das Stalking von Prominenten Schlagzeilen macht, ist es weitaus üblicher, dass Personen, die ein durchschnittliches Leben führen, von jemandem gestalkt werden, den sie kennen. Typischerweise von ehemaligen Partnern oder jemandem, mit dem sie derzeit verbunden sind.

Die Ursprünge des Stalkings

Es gibt einen Unterschied zwischen einem Übereifrigen und einem Stalker. „Beim Stalken geht es vielmehr darum, Angst zu erzeugen", sagt Brook Zitek, ein forensischer Psychiater von der *Temple University School of Medicine* in Philadelphia. Etwa kontinuierliche Lieferungen von Süßigkeiten und Kleidung sowie das Erscheinen zu Hause, das Einwerfen von Artikeln durch den Briefschlitz und das Hinterlassen von Nachrichten auf dem Auto – selbst, nachdem wir sie gebeten haben, damit aufzuhören.

Männliche Stalker sind den weiblichen Stalkern zahlenmäßig deutlich überlegen, berichtet Zitek. Auch der Verein Frauen gegen Gewalt berichtet von diesem zahlenmäßigen Ungleichgewicht: Ihm zufolge sind Männer für 96 Prozent der Stalkingfälle verantwortlich. Doch was geht in einem Stalker vor? In der Vergangenheit wurden einige Persönlichkeitsprofile typischer Täter erstellt:

- *Der verachtete Stalker*: Diese Person wurde in einer Beziehung abgelehnt und empfindet dies als Beleidigung, sie ist verletzt und sucht Vergeltung.
- *Der wütende Stalker*: Dies sind selbstgerechte, sich selbst bemitleidende Personen, die vor allem drohen.
- *Der nähesuchende Stalker*: Diese Stalker haben das Gefühl, dass das Opfer sie liebt oder dass das Opfer sie lieben wird. Häufig zielen sie auf jemanden mit einem höheren sozialen Rang ab. Das Erleben ist meist wahnhaft.

- *Die Unfähigen*: Diese Person ist ein sozialer Analphabet. Sie ist sich der gesellschaftlichen Standards für Dating und Romantik nicht bewusst und beabsichtigt nichts Böses.

- *Die Beutejäger*: Hier geht es um Macht und Gewalt. Der Stalker muss das Opfer nicht kennen. Er geht wie ein Raubtier vor, plant seinen Angriff, pflegt sexuelle Fantasien darüber und führt ihn schließlich durch.

Die wenigsten Menschen bemerken beim ersten Date, dass sie es mit einem potentiellen Stalker zu tun haben. Stalker tragen eine Maske und sind mitunter die liebenswürdigsten und angenehmsten Menschen. Wir werden nur dann auf ihre Aktivitäten aufmerksam, wenn sich ein Symptom ihres Verhaltens manifestiert – etwa, wenn unser E-Mail-Anbieter uns ausschließt, weil das Passwort zu oft falsch eingegeben wurde.

Laut Moore tritt Stalking häufig auf, wenn eine Beziehung endet. Ein Ex entwickelt eine Obsession mit dem anderen und folgert, dass dieser unverzichtbar sei. Der Stalker kann dabei glauben, dass er in das Opfer tatsächlich verliebt ist.

Der Stalker ist typischerweise eine isolierte und introvertierte Person, die allein lebt und keine sinnvollen intimen Beziehungen hat – nicht nur sexueller Art, sondern auch nicht zu Freunden oder Familie. Hinzu kommt häufig eine narzisstische Persönlichkeitsstörung sowie ein extrem geringes Selbstwertgefühl.

Viele Leute stalken jedoch auch jemanden, den sie kurz kennengelernt haben – jemanden, den sie nicht gut oder gar nicht kennen. Der Stalker kann sich auch zu einer Berühmtheit hingezogen fühlen, insbesondere wenn er sie persönlich getroffen hat, beispielsweise bei einem öffentlichen Auftritt wie einem Konzert. Stalker schicken ihren Opfern unzählige Briefe oder E-Mails, in denen sie um Aufmerksamkeit bitten. Sie telefonieren wiederholt und liefern Geschenke wie Blumen, Süßigkeiten und Grußkarten. Sie verfolgen das Opfer diskret, entweder mit dem Auto oder durch eine heimtückische Methode – indem sie sich Zugang zu den E-Mails des Opfers verschaffen.

Dieses Verhalten wurde in zahlreichen Partnerschaften beobachtet. Der Stalker entdeckt das Passwort und liest jede Mail mit. Viele Menschen verwenden ihre Passwörter auf mehreren Plattformen gleichzeitig – bei Onlinebezahldiensten, verschiedenen E-Mail-Konten und Websites. Stalker sind häufig schlau genug, dies herauszufinden und auszunutzen. Sie erhalten so mitunter sogar Zugriff auf das Bankkonto des Opfers, finden heraus, welche Geldautomaten sie benutzen und erfahren auf die Minute genau, wo sie gegessen oder Artikel gekauft haben.

Wann du besorgt sein solltest

Hier sollten die Alarmglocken läuten:

- Wenn du Zeit mit Freunden und Familie verbringen möchtest, reagiert die Person anhänglich, unterdrückend oder unglücklich.

„Vermeide abrupte Aktionen“, rät Experte Moore. „Durch Ablehnung steigt die Wahrscheinlichkeit von Gewalt. Wenn wir jemanden ablehnen, fühlt sich der Stalker häufig wütend oder bedroht. Es besteht die Gefahr der Gewaltausübung.“

Handle: Informiere die Arbeit, Bekannte und Familie über die Situation. Vermeide Gespräche darüber.

Sollte das nicht funktionieren, rät Moore zu rechtlichen Schritten. Melde den Vorfall den Behörden, erwirke eine einstweilige Verfügung und ändere die Passwörter. „Ihre Fantasie besteht darin, dass du dich in sie verlieben wirst. Handle frühzeitig. Es besteht kein Risiko dabei, Passwörter zu ändern."

WARNUNG: „Nimm niemals eine Drohung auf die leichte Schulter. Nimm Drohungen stets ernst, auch wenn eine solche Drohung per E-Mail kommt. Mache die Behörden darauf aufmerksam. Ignoriere auf keinen Fall eine potentielle Gefahr."

Die Phasen der Besessenheit:

- Die Phase der Anziehung
- Die nervöse Phase, in der sich kontrollierendes Verhalten manifestiert
- Die obsessive Phase, in der Stalking auftritt
- Die destruktive Phase

Ein Stalker wird sich nur ändern, wenn seine Welt mit seinem Opfer kollidiert. Ebenso alarmierend ist, dass Strafverfolgungsbeamte häufig nicht auf Stalking-Berichte reagieren. Der Anwalt Volkmar von Pechstaedt, der sich mit Stalking beschäftigt, weist etwa darauf hin, dass Stalkingfälle von Gerichten meist erst nach langer Zeit bearbeitet werden. In der Zwischenzeit gehe das Stalking vielfach weiter. Hinzu kommt von Pechstaedt zufolge die Nutzlosigkeit polizeilicher Instrumente: Eine sog. Gefährderansprache werde heute bei

Stalkingfällen zwar durchaus durchgeführt, beeindrucke die Täter jedoch kaum.

Falls du die Verhaltensweisen eines Stalkers an dir wiedererkennst, konsultiere einen Psychologen.

Stalking-Verhalten

Nachdem wir uns die verschiedenen Stalker-Typen angesehen haben, werfen wir nun einen Blick auf zwei verschiedene Formen von Stalking.

US-Psychologen, die sich mit Stalking beschäftigen, haben Stalker und Stalking-Verhalten in zwei Hauptkategorien eingeteilt: „Liebes-Besessenheit“ und „Einfache Obsession“.

Liebesbesessene Stalker

In diese Kategorie fallen Stalker, die eine krankhafte Liebe für eine andere Person ohne persönliche Bindung entwickeln. Das Opfer kann ein zufälliger Freund oder ein Fremder sein. Diese Kategorie macht etwa 20 % bis 25 % aller Fälle aus. Stalker, die Prominente verfolgen – wie bei David Letterman, Jodie Foster und Madonna – werden als Liebesbesessene eingestuft. Zu den Stalkern in dieser Kategorie gehören jedoch auch diejenigen, die eine Fixierung auf alltägliche Menschen entwickeln.

Die meisten liebesbesessenen Stalker sind psychisch krank, am häufigsten werden bei ihnen Erkrankungen aus dem schizophrenen Formenkreis diagnostiziert. Ferner fällt auf, dass die meisten Betroffenen sich in ein Leben voller Fantasieverbindungen mit Menschen zurückziehen, die nichts von der angeblichen Verbindung wissen. Sie erfinden imaginäre Handlungsstränge – komplett mit Drehbüchern, die sie für das wirkliche Leben halten – in denen ihre widerstrebenden Opfer die Hauptrolle ihres Interesses einnehmen. Anschließend bemühen sie sich, ihre fiktiven Handlungsstränge in der realen Welt zum Leben zu erwecken.

Die Stalkerin von David Letterman etwa glaubte, dass sie seit fünf Jahren seine Frau sei. Sie wurde mehrfach auf Lettermans Grundstück gesichtet und einmal verhaftet, als sie mit Lettermans Auto unterwegs war. Darüber hinaus erschien sie mit ihrem Kind in Lettermans Wohnung – und gab jedes Mal zu Protokoll, sie sei David Lettermans Ehefrau.

Zwanghafte Liebesstalker versuchen nicht nur, ihre Fantasien auszuleben, sondern verlangen auch von ihren Opfern, dass sie die für sie vorgesehenen Rollen ausfüllen. Dahinter steht der Wunsch, eine innige persönliche Bindung zu ihrem Opfer aufzubauen. Der Stalker kann in seinem Bestreben, eine Beziehung aufzubauen, jedoch auch zu Mitteln wie Drohungen und Einschüchterungen greifen. Wenn Nötigung und Drohungen versagen, greifen einige Stalker zu physischer Gewalt. Manche entscheiden, dass sie einen negativen Beitrag zum Leben ihres Opfers leisten müssen, falls sie keinen positiven Teil beitragen können. Einige gehen dabei so weit, ihre Opfer zu ermorden.

Obsessive Stalker

Diese zweite Kategorie macht 70-80 % aller Stalking-Fälle aus. Diese Kategorie umfasst praktisch alle Vorfälle von Stalking im Beziehungskontext sowie Dating-Interaktionen. Ein forensischer Psychologe hat versucht, einige der gemeinsamen psychischen und Verhaltensmerkmale dieser Untergruppe von Stalkern zu identifizieren. Personen dieser Kategorie sind:

- sozial inkompetent
- emotional unerfahren
- häufig geplagt von Gefühlen der Unzulänglichkeit
- unfähig, Liebe auf eine Weise zu finden, die für den Rest der Gesellschaft akzeptabel ist
- nachtragend, beinahe paranoid
- ohne Selbstvertrauen

Das Selbstwertgefühl von obsessiven Stalkern ist häufig untrennbar mit ihrer Beziehung zum Objekt der Begierde verbunden. Oft stärken diese Stalker ihr Selbstwertgefühl, indem sie ihre Partner dominieren und ihnen Angst machen. Autorität über andere auszuüben, gibt ihnen ein Gefühl der Macht in einer Welt, in der sie sich ansonsten schwach fühlen. Diese Persönlichkeiten werden versuchen, unter extremen Umständen die vollständige Kontrolle über das Leben ihres Partners auszuüben. Dargestellt wurde dieses Verhaltensmuster unter anderem im Spielfilm *Sleeping with the Enemy*. Der Antagonist greift hier auf Einschüchterung und Gewalt zurück, um die vollständige Kontrolle über sein Opfer zu erlangen. Da das Opfer zur primären Quelle des Selbstwertgefühls des Stalkers wird, wird die größte Angst des Stalkers der Verlust des Opfers. Der Selbstwert ist derart untrennbar mit dem Opfer verbunden, dass der Stalker glaubt, sein eigenes Leben sei wertlos, wenn er das Opfer verliert.

Aufgrund genau dieser Dynamik sind Stalker gefährlich: Unter den extremsten Umständen unternehmen Stalker alles, um ihren „verlorenen Besitz“ zurückzufordern und damit ihr verlorenes Selbstwertgefühl zurückzugewinnen.

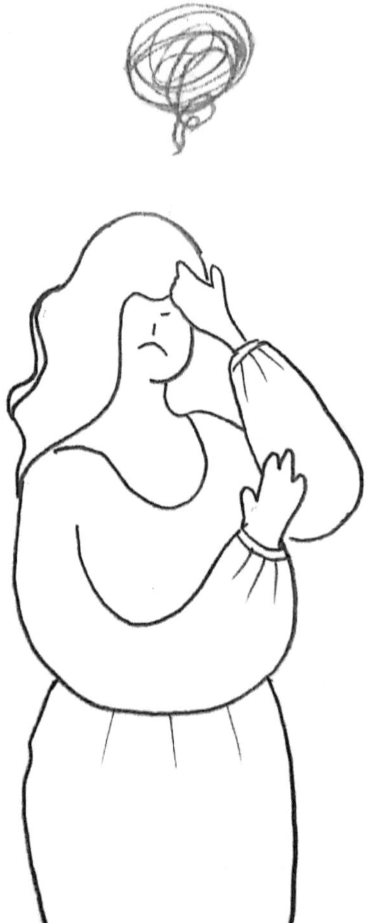

STALKING - EINE ÄUSSERST GEFÄHRLICHE AUSWIRKUNG DER OBSESSION

Unter Umständen neigen die Menschen, gerade in Bezug auf ihre Liebsten, dazu, schreckliche Dinge zu tun, was die Bedeutung des Faktors Liebe im Kontext von Obsessionen herausstellt.

Diskutiert wird dieser Zusammenhang auch in der Populärkultur. So hat die Netflixserie „You" immer wieder Diskussionen über Stalking im Kontext romantischer Beziehungen ausgelöst. Zusammenfassend ist Joe Goldberg der Protagonist der Geschichte, der im Namen der Liebe zunehmend unvorhersehbare, obsessive und mörderische Impulse zeigt. In diesem Kontext bezieht sich der Begriff „Liebe" auf Verliebtheit oder eine ungesunde Fixierung auf jemanden. Joe stellt sein destruktives, kriminelles Verhalten dabei häufig als notwendig dar, da er nur so seine Hingabe und Bereitschaft demonstrieren könne – und gibt damit ein Beispiel für die im vorherigen Abschnitt beschriebene Dynamik.

Laut Showkritikern romantisiere die Show die Darstellung von Stalking. Die Befürworter der Show argumentieren hingegen, dass sie Stalking realistisch darstelle, insbesondere die Muster eskalierenden Verhaltens und wie dieses Verhalten letztendlich zum Mord des Opfers führen kann.

Wie wir bereits festgestellt haben, kennen die meisten Opfer ihre Stalker als frühere Liebespartner. Mehr als die Hälfte der Stalking-Opfer geben an, dass ihr Stalker körperliche Gewalt ausgeübt hat.

Stalker verwenden häufig Technologie, um ihre Opfer zu überwachen. Auch die Zuschauer der oben beschriebenen Netflix-Show werden regelmäßig Zeuge, wie Joe Goldberg Mobiltelefone hackt sowie E-Mails und soziale Netzwerke überwacht, um die Kontakte seines Opfers nachzuvollziehen. Darüber hinaus können Stalker ihre Opfer mit Videokameras und GPS-Trackern überwachen.

Nach dem Ende einer Beziehung steigt die Wahrscheinlichkeit von obsessivem und aggressivem Verhalten erheblich. Es ist in diesem Szenario wahrscheinlicher, dass ein solches Verhalten in Häufigkeit und Intensität eskaliert als bei Stalking-Fällen, denen keine intime Beziehung vorausging.

Stalking wird ferner allgemein als Risikofaktor für Mord angesehen. In den meisten Tötungsdelikten intimer Partnerschaften gab es eine Stalking-Historie im Jahr vor dem Mord.

Die Theorie, warum Stalking-Aktionen gegen Ende einer Beziehung intensiver werden, basiert auf einem Konzept, das von Stalkern wie Joe Goldberg geteilt wird: "Wenn ich dich nicht haben kann, kann es auch niemand sonst."

Viele Stalker werden durch die Idee von Macht und Kontrolle motiviert. Wenn ein Opfer eine missbräuchliche Beziehung verlässt, werden Stalker durch den abrupten Machtwechsel unruhig, was sie dazu veranlasst, dem Opfer zu folgen und es zu überwachen, um die Kontrolle zurückzugewinnen. Vor diesem Hintergrund wird verständlich, dass viele Stalking-Opfer sich gezwungen sehen, in missbräuchlichen Beziehungen zu bleiben, weil sie befürchten, dass ihr Partner zunehmend gewalttätig wird, wenn sie eine Trennung anstreben.

Stalking-Opfer sollten jedoch erkennen, dass ein konsequenzloses Verhalten den Stalker ermutigt weiterzumachen. Blockiere also Telefon- und E-Mail-Adressen, wenn du betroffen bist oder ändere sie bei Bedarf. Blockiere den Stalker in den sozialen Medien. Habe jederzeit eine Sicherheitsstrategie im Hinterkopf. Scheue dich nicht, Behörden um Hilfe zu bitten. Sie sind da, um Beistand zu leisten.

Die Auswirkungen des Stalkings auf die Opfer

Stalking-Opfer bieten eine unschätzbare Informationsquelle, welche unser Verständnis über die Erfahrungen andauernder Belästigungen und unser Wissen über Stalking erweitert haben. Durch intensive Umfragen und kleinere Recherchen zu bestimmten Opfergruppen haben wir begonnen, die nachteiligen und potenziell verheerenden Auswirkungen der Opfer des Stalkings zu verstehen. Abgesehen von der Angst und dem Risiko einer körperlichen Verletzung infolge des Angriffs hat die Forschung gezeigt, dass Stalking-Opfer mit verschiedenen psychischen, physischen und sozialen Folgen zu kämpfen haben. Die Erfahrungen und Wirkungen können unter den Opfern von Stalking enorm variieren.

Welchen Effekt hat das Stalking auf die Opfer?

Stalking kann je nach den Eigenschaften des Opfers, dessen Vorerfahrungen, den aktuellen Umständen und der Art des Stalkers ganz unterschiedliche Spuren beim Opfer hinterlassen. Wie andere auf die missliche Lage des Opfers reagieren, insbesondere wie das Stalking von den Behörden gehandhabt wird, kann die Gesamtreaktion des Opfers auf die Stalking-Erfahrung ebenfalls maßgeblich beeinflussen. Dennoch konnten einige typische Reaktionen bei den meisten Stalkingopfern beobachtet werden:

Effekte auf die psychische Gesundheit

- Verleugnung, Unsicherheit, Selbstzweifel
- Frustration
- Schuld, Scham, Selbstvorwürfe
- Besorgnis, Sorge, Panik
- Isolation und Hilflosigkeit angesichts von Belästigung
- Depression (einschließlich damit verbundener Symptome)
- Angst, Panikattacken
- Konzentrations-, Aufmerksamkeits- und Erinnerungss chwierigkeiten
- Schlaflosigkeit, Albträume, Grübeln
- Emotionale Betäubung
- Symptome einer posttraumatischen Belastungsstörung, z. B. Hypervigilanz, Flashbacks von schrecklichen Ereignissen
- Unsicherheit und Unfähigkeit, anderen zu vertrauen, Schwierigkeiten mit Beziehungen
- Selbstmedikation mit Alkohol/Drogen oder verschriebenen Medikamenten
- Suizidgedanken und -versuche

Effekte auf die physische Gesundheit

- Müdigkeit durch Schlafstörungen, Wachsamkeit und depressive Symptome
- Chronische stressbedingte Symptome wie Kopfschmerzen und Bluthochdruck

- Magen-Darm-Beschwerden
- Gewichtsschwankungen durch Fasten oder Binge Eating
- Entwicklung oder Verschlechterung von Erkrankungen wie Asthma, Magengeschwüren und Psoriasis
- Schwindel
- Kurzatmigkeit
- Negative gesundheitliche Folgen eines erhöhten Alkohol-, Zigaretten- oder Drogenkonsums
- Sexuelle Funktionsstörung
- Verletzungen durch Unfälle infolge von Konzentrationsschwäche oder Einwirkung von Substanzen
- Herzklopfen und Schwitzen

Effekte auf Ausbildung und Beruf

- Verschlechterung der Schul-/Arbeitsleistung
- Erhöhte Krankentage
- Arbeitsplatzverlust oder Kündigung
- Schulabbruch – was zu einer schlechteren Qualität der Bildung und Beschäftigungsmöglichkeiten führt

Effekte auf das soziale Leben

- Unsicherheit und mangelndes Vertrauen in andere schaden bestehenden und zukünftigen Beziehungen und Freundschaften.
- Intimitätsprobleme, sowohl physisch als auch emotional
- Fehlen von Routineaktivitäten wie z. B. Sport
- Isolation
- Verlust bestehender Bindungen
- Umzug mit Aufgabe des bisherigen sozialen Umfelds

Effekte auf die finanzielle Stabilität

- Lohnausfall durch Krankheit, Verlust des Arbeitsplatzes oder Berufswechsel
- Anwaltskosten
- Kosten im Zusammenhang mit der Haus- und Personensicherheit
- Kosten für die Behebung von Sachschäden
- Kosten für Psychotherapie und sonstige medizinische Behandlung
- Die Kosten für die Beendigung von Mietverträgen bei Mietobjekten
- Umzugskosten

Was kann ein Opfer davon abhalten, Hilfe zu suchen?

- Unwissenheit darüber, dass das, was einem widerfährt, Stalking darstellt und kriminell ist
- Verweigerungshaltung
- Der Glaube, dass der Stalker zur Vernunft kommt
- Die Angst, dass andere einen als unvernünftig ansehen oder gar beschuldigen, das Stalking provoziert zu haben.
- Befürchtungen über die Reaktion des Stalkers
- Drohungen, die direkt vom Stalker ausgehen
- Der Glaube, dass nichts getan werden kann, um Hilfe zu bekommen
- Die Angst, den Arbeitsplatz zu verlieren oder die Situation zu verschlimmern
- Finanzielle Engpässe bei der Einholung von Rechtsberatung oder fehlende Zeit für die Suche nach Unterstützung
- Eingeschränkte Wahlmöglichkeiten hinsichtlich der Änderung der eigenen Lebensumstände, z. B. Umzug in eine sicherere Unterkunft
- Sprachbarrieren

WARUM OBSESSION VON REALER KRIMINALITÄT SCHÄDLICH FÜR DIE GESELLSCHAFT IST

Macht uns unsere gesellschaftliche Besessenheit von Massenmördern zu gefühllosen Robotern? Dhalan, ein enger Freund aus meiner Werbeagenturzeit berichtete mir Folgendes: „Jeden Tag während des Mittagessens übernahmen zwei meiner Mitarbeiter die Kontrolle über den kleinen Fernseher in unserem Pausenraum. Und jeden Tag sahen sie sich begeistert die Berichterstattung an, welche die abscheulichen Taten von Dennis Rader rekonstruierte, der den Spitznamen BTK-Killer trug. Hierbei handelte es sich um einen gutaussehenden Mann, der über Jahrzehnte hinweg zehn Menschen (darunter ein 11-jähriges Mädchen) gejagt, gefesselt, gefoltert und ermordet hatte. Meine Kolleginnen – eine Frau in ihren Zwanzigern und eine andere in ihren Vierzigern – waren wie gebannt: ‚Er hat diese ältere Frau mit ihrer Strumpfhose erwürgt', rief eine Kollegin. Sie sprachen von brutaler Gewalt, als ob sie spektakuläre Mode-Angebote diskutieren würde. Die andere Kollegin nickte nur begeistert – nur das Popcorn hat gefehlt."

Diese beiden Personen sind für mich ein Paradebeispiel für die Faszination von Gewalt. Ein weiteres Beispiel ist die berühmte Netflix-Serie *Mindhunter.* Natürlich mache ich mir Sorgen, dass unsere momentane popkulturelle Fixierung auf chronische Gewalttäter (und, weniger bedeutsam, generelles Fehlverhalten) uns insgesamt in Varianten dieser oben beschriebenen Kolleginnen verwandelt, die von lebenszerstörender Brutalität gefesselt sind.

Den vorläufigen Höhepunkt fand diese Fixierung auf Gewalt 2017, als der Mörder Charles Manson in vielen Formaten aufgegriffen wurde. Von *Helter Skelter* bis *South Park* oder auch, wie die „Manson-Morde" Quentin Tarantinos letzten Film beeinflussten: Der Hype um den Film, der den gnadenlosen Schlächter von sieben Personen behandelt, zeigt, wie stark wir auf Gewalt fokussiert sind.

Darüber hinaus verschmelzen schlecht gemachte Kriminalromane fälschlicherweise Brutalität und Tiefsinn. Werke wie *My Friend Dahmer* werden dafür gefeiert, dass sie die verletzlichen Teenagerjahre des berüchtigten Vergewaltigers und Mörders von mindestens 17 jungen Männern und Jungen festhalten. In ähnlicher Weise spielte Zac Efron, der mit *High School Musical* berühmt wurde, die Rolle von Ted Bundy. Der Aufruhr um sein Casting konzentrierte sich darauf, wie „düster" und „nervös" seine neue Rolle sei. „Das neueste Bild aus Zac Efrons Serienmörderfilm zeigt ihn brütend und planend", schwärmt ein Artikel von *Hello Giggles*, einer Seite, die sich ironischerweise jugendlichen Mädchen und Frauen Anfang zwanzig widmet. So sollte man die Entführungen, Vergewaltigungen und den Tod von mindestens 30 Frauen wohl kaum charakterisieren.

Problematisch ist hierbei, dass der Tod dieser Frauen praktisch aus der Erzählung ausgelöscht bzw. notwendiges kleineres Übel dargestellt wird. Durvasula betont, dass Kriminalgeschichten, indem sie sich ausschließlich auf die Kriminellen konzentrieren, die Opfer entwerten und im weiteren Sinne implizieren, dass einige unterprivilegierte Bevölkerungsgruppen verzichtbar seien.

Meine Hauptkritik am True-Crime-Wahn ist, dass es häufig an Empathie für die Opfer fehlt und man sich damit zufriedengibt, entsetzliche Gewalttaten ausgiebig darzustellen.

Karla Mastracchio, Professorin für Kulturwissenschaft, hat das Gefühl, dass die überwiegend weiblichen True-Crime-Fans, die zur *CrimeCon* gehen, mit Zac Efron als Ted Bundy einen Mädelsabend machen und sich nach der Arbeit mit stundenlangem *Homicide Hunter* entspannen, eine kollektive Katharsis erleben: „Mindhunter und Co versichern diesen Frauen, dass sie nicht allein sind, wenn sie sich ängstlich fühlen."

Und doch hat die Popularität des Genres mit seinem ständigen Betonen von sexualisierter Gewalt auf viele Menschen einen gegenteiligen Effekt.

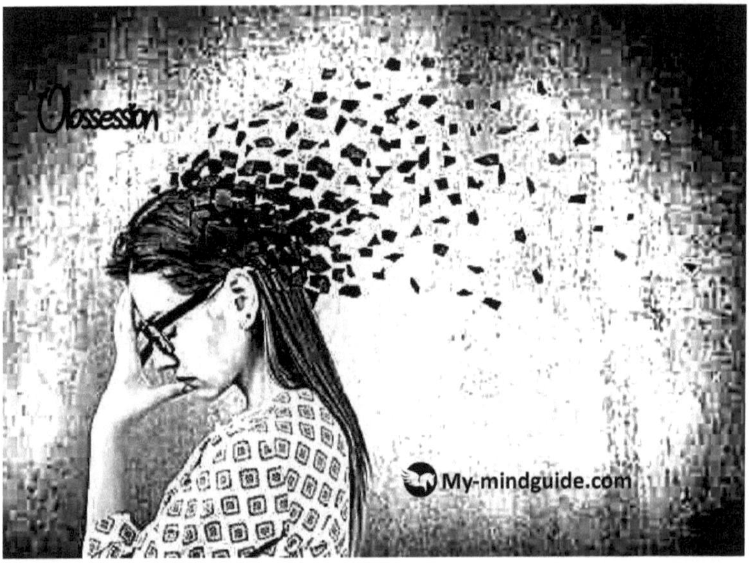
Obsession
My-mindguide.com

LIEBES-OBSESSION: DIE RISIKEN UND FALLSTRICKE BEDINGUNGSLOSER VEREHRUNG

Es ist ziemlich einfach, in eine ungesunde Obsession zu geraten. Eine Obsession beginnt in der Regel schleichend – beendet werden sollte sie jedoch abrupt, ohne Ausschleichen oder Verzögern. Andernfalls ist die Gefahr des Rückfalls zu groß.

„Er war einfach …“, meine Klientin suchte nach den passenden Worten, „ganz und gar wunderbar.“

Sie bezog sich auf ihren Ex-Freund. Er hatte ihre Beziehung kürzlich beendet und sie war jetzt, einige Monate später, zu mir gekommen – unfähig, die Angst abzuschütteln, die er verursacht hatte.

Überraschenderweise war sie ihm gegenüber nicht böse, weil er ihre Beziehung beendet hatte. „Ich verstehe, warum er gegangen ist“, erklärte sie. „Er sagte, dass ich nicht perfekt zu ihm passe. Ich habe das verstanden. Ich wünschte, ich wäre es, aber ich kenne ähnliche Gefühle. Er hat seine Gefühle mir gegenüber genauso wenig unter Kontrolle wie ich meine Gefühle ihm gegenüber.“ Auch die Art und Weise, wie sie ihn betrachtete, verstand ich nach unserem Gespräch. Sie besuchte absichtlich Orte, von denen sie annahm, dass er auch dort hinginge, und kämpfte unaufhörlich gegen das Bedürfnis, das Telefon zu nehmen und ihn anzurufen.

Im schlimmsten Fall wirkt Besessenheit wie eine eiserne Maske, die unsere Sicht auf ein einzelnes Objekt beschränkt – oder wie eine massive Flutwelle, die durch unseren Verstand bricht und alle anderen Sorgen hinfort schwemmt. Wir können eine Obsession mit einer Person, einem Ort, einem Ziel oder einem Thema entwickeln – aber in allen Fällen führt die Beschäftigung zu demselben Ergebnis: Sucht.

Besessenheit ist, wie alle Süchte, zunächst verlockend. Es befriedigt uns – und was für ein Wohlgefühl, das ist (besonders dann, wenn wir uns zuvor innerlich leer gefühlt haben). Selbst wenn wir uns nicht leer fühlen, gibt uns die Beschäftigung ein Gefühl von Stärke, Fähigkeit und Zweck.

Wie bei allen Süchten bringt uns der Zeitaspekt jedoch mit der Zeit aus dem Gleichgewicht: Wir beginnen häufig, Teile unseres Lebens zu vernachlässigen, die wir nicht aus dem Blick verlieren sollten. Doch selbst dann, wenn unser Leben ausgeglichen bleibt, hat die Obsession negative Konsequenzen: Verschwindet das Objekt unserer Hingabe, wie es bei meiner Patientin der Fall war, sind wir erschüttert und denken häufig, dass wir unsere einzige Chance auf Glück verloren haben.

Idealisierung vs. Obsession

IDEALISIERUNG DER LIEBE

Die Gefahren der Idealisierung des Partners/der Partnerin

Was bedeutet es eigentlich, jemanden zu idealisieren? Und wann genau ist das der Fall? Im Grunde ist es ganz einfach und die bisherigen Kapitel geben bereits einen guten Überblick darüber: Idealisieren wir jemanden, heben wir sie oder ihn auf ein Podest. Wir betrachten diese Person als makellos und nehmen nur noch die positiven Aspekte wahr. Selbst offensichtliche Widersprüche können uns nicht dazu bringen, unser Bild zu korrigieren. Wir gehen dann vielmehr dazu über, das gezeigte negative Verhalten umzudeuten. Im Grunde bedeutete Idealisierung damit nichts anderes als die einseitig positive Einordnung einer Person – und zwar ganz unabhängig von ihren tatsächlichen Eigenschaften. Idealisierung meint damit notwendig auch das Loslösen von Fakten, das Verschieben von Wahrnehmungen.

Wie verehren Partner einander?

Doch ist es eine solche Verehrung in einer gelungenen Beziehung nicht ganz normal? Ist sie in gewissem Maße nicht sogar Voraussetzung für das Funktionieren der Beziehung?

Die häufigste Herangehensweise für einen Ehepartner, den anderen zu verehren, besteht darin, den Selbstwert über den Beziehungspartner zu definieren. Im Grunde ist auch nichts falsch daran, wenn dein Partner dir Freude, Trost und mehr anbietet. Andererseits wird schnell eine Grenze überschritten, wenn du durch deinen Ehepartner nach Bestätigung und Selbstwert suchst.

Problematisch wird die Idealisierung, wenn unser gesamter Selbstwert von der idealisierten Person und ihrer Beziehung zu ihr abhängt. Auch der Umstand, dass wir für die idealisierte Person unser eigenes Leben weitgehend aufgeben, weist darauf hin, dass unser Verhalten problematisch ist.

Hast du deinen Partner zu einem Idol auserkoren?

Die Idealisierung gefährdet in der Regel nicht nur den Selbstwert, sondern auch die Tragfähigkeit der Beziehung. So werden mit der Idealisierung unerreichbare Ansprüche gestellt: Idealisieren wir eine Person, so erwarten wir von dieser, dass sie unserem Bild entspricht und sich entsprechend verhält. Ist das nicht der Fall, deuten wir die Fakten zwar um, um unser Bild von ihr aufrechterhalten zu können; für die idealisierte Person ist das jedoch keine Erleichterung. Sie wird sich einem massiven Druck ausgesetzt fühlen. Darüber hinaus kann es in der Folge der Idealisierung zur Entfremdung kommen: Die idealisierte Person fühlt sich nicht mehr gesehen und nicht mehr in ihren tatsächlichen Eigenschaften wahrgenommen. Darüber hinaus geht mit der Idealisierung der Raum etwa für die Thematisierung von Problemen und Sorgen verloren – schließlich hat eine ideale Person keine Probleme oder Sorgen.

Idealisierst du deinen Partner?

- Kreist in deinem Leben alles um deinen Partner?
- Bist du schnell traurig, wenn dieser dich enttäuscht?
- Fühlst du dich schnell depressiv?
- Legst du unangemessene Maßstäbe an deinen Partner an?
- Verlangst du von deinem Partner einen bestimmten Lebensstandard und Luxus?
- Hast du deinen Ehepartner in ein Sexualobjekt verwandelt? Neigst du dazu, passiv-aggressiv oder verbittert zu sein, wenn du dich nicht durchsetzen kannst?

Idole halten selten die enormen Erwartungen, die du an sie stellst. Auch Idole innerhalb der Ehe bilden hier keine Ausnahme, Versprechungen ähneln sich stets. Sie behaupten, dass deine Ehe so romantisch wie ein Roman von Nicholas Sparks wird. Sie versprechen ewige Freude, ohne Traurigkeit und Widrigkeiten. Viele Frischvermählte heiraten mit diesen übertriebenen Ansprüchen des Eheglücks. Sie leben häufig von diesen Versprechen, bis sie so desillusioniert und enttäuscht sind, dass sie ihre Ehe aufgeben und zu einer weiteren Fußnote der Scheidungsstatistik werden.

Idealisierst du die Ehe?

Dies sind fünf untrügliche Zeichen dafür, dass du auch die Ehe überpriorisierst bzw. idealisierst:

1. **Idealisierung der Ehe:** Falls die meiste Energie deines geistigen Wirkens darauf verwendet wird, deine Traumhochzeit zu planen, Fotos für dein Pinterest-Board zu sammeln, dir Szenarien auszumalen, in denen du die Liebe deines Lebens in einem Park triffst oder dein Haus mit sechs Schlafzimmern neben deiner Idealvorstellung von Partner verbringst, dann vergötterst du möglicherweise eine unrealistische Zukunft, die dir nichts als Raum für Enttäuschungen öffnet.

2. **Einem falschen Zeitplan folgen:** Du magst dir einreden, dass nur weil du nun ein bestimmtes Alter erreicht hast, der Zeitpunkt gekommen ist, zu heiraten. Eine Ehe ist jedoch kein Zuckerschlecken und sollte nur eingegangen werden, wenn man sich wirklich sicher ist, dass der Vertraute ein echter Partner ist, den man sein Leben lang an seiner Seite wissen möchte. Vielleicht hast du den richtigen Partner noch nicht gefunden und nur, weil du nun 30 oder 40 Jahre alt wirst, heißt das nicht, dass du dich sputen solltest. Warte lieber ab, als den Falschen zu heiraten.

3. **Die Verlobung übereilen:** Nur weil du dich für die Ehe bereit fühlst, mag das nicht auch auf deinen Partner zu treffen. Gib euch beiden die Zeit, die ihr benötigt. Nur weil ich eine bestimmte Anzahl an Jahren eine Beziehung führt, heißt das nicht, dass der automatische nächste Schritt eine Hochzeit sein muss. Jedes Paar sollte dies individuell entscheiden und die Wünsche und Bedürfnisse beider Partner miteinbeziehen.

4. **Die Ehe als Lebensmittelpunkt:** Du bist mehr als nur deine Ehe oder dein/e Partner/in. Bitte identifiziere dich nicht nur über deine Liebsten. Achte auch auf die selbst, setze dir eigene Ziele und richte nicht dein ganzes Leben um jemanden anderes aus.

5. **Der Eheverlust als Todesurteil:** Wenn Beziehungen enden, trauern wir. Den Ehepartner zu verlieren, ob nun auf Grund einer Scheidung oder eines vorzeitlichen Todes ist schwer zu verkraften. Aber auch hier erinnere dich immer wieder daran, dass du mehr bist als nur deine Ehe. Du magst deine Ehe und deinen Partner vermissen – das steht dir auch zu- Aber verliere dich nicht in der Trauer. Nutze die Veränderung als Neuanfang, um dich selbst noch besser kennenzulernen und deine eigenen Wünsche zu verwirklichen.

Lasse dich nicht einfach entmutigen, falls du in eine dieser Kategorien fallen solltest. Du bist nicht der Einzige. Viele, wenn nicht die Mehrheit von uns, waren schon einmal an einem dieser Punkte. Das bedeutet nicht, dass du kein guter Ehepartner sein kannst oder dass eine höhere Macht dir die Ehe nicht gewähren will, doch es zeigt dir auf, woran du arbeiten solltest. Ich garantiere dir: Wenn du auf dein höheres Selbst vertraust und diesem deinen Wunsch nach einer Ehe anvertraust, wird er dafür sorgen, dass es sich lohnt.

Meine Frau, mein Idol

Solltest du meine Frau kennengelernt haben, wirst du feststellen, wie unglaublich bemerkenswert sie ist, berichtete mir mit großen Augen mein alter Freund Heli. Sie ist meine Gattin, beste Freundin, Seelenverwandte und Geliebte. Für mich ist sie intelligent, humorvoll, aufschlussreich, zu 100 Prozent vertrauenswürdig, aufrichtig, atemberaubend schön, freundlich und liebevoll, aber sie hat sich auch zu einem Idol für mich geworden.

Meine Frau und ich waren zum ersten Mal bei einem Wettbewerb getrennt. Und um ganz ehrlich zu sein, wir waren beide ziemlich aufgeregt darüber. Nun, wir sind seit sieben Monaten, ohne Unterbrechung, zusammen. Falls du Single bist und nicht verstehen kannst, was ich meine oder falls du glaubst, dass ich ein schrecklicher Ehemann sei, frage bitte eine glücklich verheiratete Person.

Im Laufe des vergangenen Monats wurde jedoch etwas in mir bestätigt, dass ich für einige Zeit verdrängt hatte. Ich habe meine Frau zum Idol erklärt. Vielleicht fragst du dich jetzt, worin das Problem dabei besteht? Man liebt eben seine Frau, ist das nicht wunderbar? Aufrichtige Liebe zu deiner Frau ist an und für sich nichts Schlechtes - was zählt, ist, wie du diese Gefühle priorisierst. Ich habe meine während unserer ganzen Ehe über alles gestellt, was nicht gut ist, wenn man von sich behauptet, ein reflektierter und ausbalancierter Mensch zu sein.

Diese Situation ist schwer zu verstehen. Meine Frau kann (ungewollt) mein emotionales Wohlbefinden und meinen mentalen Zustand kontrollieren. Im Laufe der Zeit habe ich ihr unbeabsichtigt Einfluss auf mein emotionales und spirituelles Leben gewährt. Einen Monat von ihr getrennt zu sein, hinterließ bei mir ein Gefühl der Leere. Ich fühlte mich unvollständig, weil ich mehr Wert darauflegte, was sie über mich denkt, als mein inneres Selbst über mich. Indem ich nicht darauf vertraute, dass mein höheres Selbst mich emotional und spirituell erfüllt, habe ich eine Lücke in mir selbst geschaffen, die ich auf meine Frau projiziert habe. Somit wurde sie zu meinem Idol, zu meinem fiktiven Gott.

Eines von zwei Hauptproblemen bestand darin, dass sie mein Idol, bzw. eine falsche Gottheit für mich wurde. Indem ich sie vergötterte, lenkte ich von der Liebe unseres WAHREN inneren Selbst ab. Ich habe mich damit selbst entwertet. Das zweite Problem lag darin begründet, dass meine Frau nun mal ein Mensch ist, was bedeutet, dass sie wiederholt Fehler machen wird. Sie versagt natürlicherweise, denn sie ein Mensch und Menschen sind geborene Sünder, das ist unvermeidlich. Ich vertraute meine Identität einem falschen Idol an. Und es ist ihr gegenüber nicht fair gewesen, dass ich mein Wohlergehen in ihre Hände legte.

Hast du irgendwelche persönlichen Glorifizierungen in deinem Leben? Denke daran, dass dies nicht zwingend etwas Unmoralisches sein muss. Dies kann deinen Beruf, Sport, dein Aussehen, deine Kinder oder dein Image betreffen. All dies ist in Maßen akzeptabel. Nur, wenn wir dazu übergehen, diese über unser wahres höheres Selbst zu stellen, stoßen wir auf Schwierigkeiten und machen diese Dinge zu unseren bestimmenden Merkmalen.

Eines der Dinge, an denen ich arbeite, ist, meine Identität in meinem höheren Selbst zu etablieren, nicht in Person meiner Frau. Dies fällt mir nicht leicht, da es eine Abkehr von dem ist, was mich lange Zeit geprägt hat. Als Geschöpf des Universums weiß ich jedoch, dass dies die richtige Vorgehensweise ist und ich in die universelle Energie und Liebe eingebettet sein werde. Das Balancieren und Transformieren meiner Gefühle ist nicht nur wichtig für andere, sondern auch in Bezug auf mich.

Neun Zeichen obsessiver Liebe

Lass uns zunächst das Problem der obsessiven Liebe besprechen. Schließlich solltest du wissen, wann dein Verhalten problematisch wird. Im Folgenden sind neun häufig auftretende Anzeichen aufgeführt:

#1. Völlige Fokussierung auf das Liebesobjekt

Jemand, der an obsessiver Liebe leidet, möchte normalerweise übermäßig viel Zeit mit der anderen Person verbringen.

Da obsessiv Liebende enorm viel Zeit damit verbringen, über das Objekt ihrer Hingabe nachzudenken, vernachlässigen sie ihre Freunde, Familie und Arbeit, was zu einer geringeren Lebensqualität führt.

#2. Gefühle der Unwürdigkeit

Als Menschen sind wir am verwundbarsten, wenn wir uns verlieben. Es bedeutet, die Chance zu akzeptieren, verlassen oder abgelehnt zu werden. Wenn wir nicht glauben, dass wir diese Liebe verdienen, werden wir uns unsicher fühlen und ständig Angst haben, verletzt zu werden.

#3. Besitzergreifendes Verhalten

Wenn wir an einer obsessiven Liebesstörung leiden, können wir den Gedanken nicht ertragen, dass unser Objekt der Begierde möglicherweise auch Kontakt zu anderen Menschen hat. Wir glauben dann, dass die Person uns und nur uns gehört.

Das kann zu Eifersuchtsausbrüchen führen, die sich an Fremde oder enge Freunde richten. Darüber hinaus kann es zu falschen Schlussfolgerungen führen, was eine Überreaktion zur Folge haben kann.

#4. Das irrationale Bedürfnis, das Objekt der obsessiven Liebe zu verteidigen.

Wir geben vor, das Objekt der Begierde vor Schaden schützen zu wollen, aber in Wirklichkeit isolieren wir es vom Rest der Welt. Das erfolgt etwa durch die Minimierung sozialer Kontakte. Dem Anderen im Namen des eigenen Wohls Grenzen zu setzen, ist eine Form der Kontrolle, die aus Besessenheit resultiert.

#5. Eifersucht

Dies ist das Ergebnis unserer besitzergreifenden Gefühle gegenüber dieser Person. Wir möchten nicht, dass jemand glaubt, dass unser Objekt der Begierde verfügbar ist oder dass Gefühle für jemand anderen entstehen.

#6. Intoleranz gegenüber klaren Signalen der Abneigung

Falls das Objekt deiner Begierde dich verlässt oder anderweitig zurückweist, reagierst du möglicherweise unangebracht emotional. Jeder Hinweis auf Zurückweisung durch diese Person versetzt dich in einen Zustand des Schreckens. Du befürchtest, du könntest die Person für immer verlieren.

#7. Wiederholte Anrufe und SMS

Du glaubst, dein Objekt der Begierde den ganzen Tag über im Auge behalten zu müssen. Durch die Interaktion über Textnachrichten und Telefongespräche kannst du den ganzen Tag über verfolgen, wo die Person sich aufhält und sicherstellen, dass sie dir Aufmerksamkeit schenkt.

Im Falle einer Nichtbeantwortung reagierst du schnell aufgeregt und frustriert und ziehst vorschnell die schlimmsten Schlussfolgerungen, weil du glaubst, dass etwas hinter deinem Rücken geschieht.

#8. Reduzierte Interaktion mit Familie und Freunden

Du verzichtest auf Zeit mit deinen Freunden und deiner Familie, um mit dieser Person zusammen zu sein. Dabei priorisierst du sie über alles andere und agierst mit einer Art Tunnelblick.

Die Feiertagsmahlzeiten bei deinen Eltern können verkürzt und die Abende mit deinen Freunden knapp werden, da du deine ganze Zeit dieser einen Person widmest.

#9. Das Objekt deiner Begierde erscheint dir unfehlbar.

Für dich ist alles, was diese Person tut, herausragend. Darüber hinaus muss auch alles, was du für sie tust, fehlerfrei sein. Vielleicht besitzt du ein Kleidungsstück von ihm/ihr, indem du ständig schläfst oder ein Foto neben dem Bett, auf das du häufig starrst, bis du einschlafen kannst.

Warum zeigen Personen diese Symptome? Und wie werden Menschen so besessen, dass sich ihr gesamtes Universum um jemand anderen dreht? Betrachten wir nun einige mögliche Erklärungen dafür.

Aus welchem Grund sind wir von jemandem besessen?

Es wurde bisher noch keine endgültige Ursache für obsessive Liebe festgestellt. Diese ist jedoch häufig im Zusammenhang mit bestimmten Arten von psychischen Problemen, wie der Borderline-Persönlichkeitsstörung (BPD) vorhanden. Es ist auch möglich, dass Personen, bei denen Zwangsstörungen (OCD) diagnostiziert wurde, daran leiden.

Personen mit BPD und OCD teilen zugrunde liegende Zwangssymptome und Liebe ist bei weitem nicht der einzige Umstand, an dem sich dieser Zustand zeigen kann.

Betroffene haben häufig große Bedenken hinsichtlich ihrer Beziehungen. Sie bezweifeln ihre eigene Anziehungskraft, ihre gegenseitige Bindung und das Ausmaß, in dem ihre Partner sie lieben.

Während es natürlich ist, Vorbehalte oder Misstrauen gegenüber einem Ehepartner zu haben, haben Menschen mit ROCD unlogische Überzeugungen, die ungerechtfertigt und für ihr Leben destruktiv sind.

So überwindest du eine Liebes-Obsession

Wenn deine Besessenheit von jemandem Chaos in deinem Leben anrichtet, findest du hier bewährte Strategien, um die ungesunde Anziehungskraft zu stoppen.

1. Erkenne deine Obsession!

Wenn du dies liest, vermutest du wahrscheinlich, dass du obsessiv denkst – und das ist der erste Schritt zur Besserung! Reflektiere dein Verhalten und versuche, an ihm zu arbeiten.

2. Erkenne den Unterschied zwischen wahrer und künstlicher Liebe!

Niemand außer dir kann deine Fehler korrigieren oder die Hindernisse in deinem Leben beseitigen. Künstliche Liebe liegt vor, wenn du dich in eine Version deines Partners verliebt hast, die nur in deiner Fantasie besteht. Das ist selten befriedigend, weil die Person, die du liebst, nicht existiert – schließlich ist sie tatsächlich ganz anders als die ausgedachte Idealversion. Wahre Liebe akzeptiert eine andere Person für das, was sie wirklich ist – mit allen Unzulänglichkeiten.

3. Akzeptiere, dass eine Obsession deine Wahrnehmung und deine Urteilsfähigkeit verändert.

Wenn du auf jemanden fixiert bist, kannst du ihn nicht so wahrnehmen, wie er wirklich ist. Das gilt auch für die Beziehung. Wir glauben vielleicht, dass die Beziehung auf unbestimmte Zeit bestehen wird, aber der Partner tut das möglicherweise nicht. In einer gesunden Beziehung sind beide Partner emotional auf der gleichen Ebene.

Versuch auch zu analysieren, worin die Ursache deine Obsession liegt. Das kann bedeuten, dass du tief in dich gehen musst. Diese Maßnahme wird mit ziemlicher Sicherheit Aufschluss darüber geben, warum du derzeit in jemanden verliebt bist und warum du eine Verbindung zu jemandem suchst, der emotional nicht verfügbar ist.

Untersuche die Bindung und versuche herauszufinden, was genau dich emotional gefangen hält. Das kann dein Beziehungsverhalten und das dahinterstehende Bedürfnis erklären.

4. Hebe die Person von ihrem imaginären Podest herunter.

Wenn wir uns zu jemandem hingezogen fühlen, ist es leicht, seine Unvollkommenheiten zu übersehen. Das bewusste Hervorheben ihrer Fehler kann dir helfen, die Besessenheit zu überwinden. Berücksichtige alles an dieser Person, was dir missfällt. Fokussiere dich auf diese Bereiche, um zu zeigen, dass es ein Gleichgewicht gibt und dass die betreffende Person nicht perfekt ist.

Berücksichtige außerdem die negativen Erfahrungen, die du mit dieser Person gemacht hast. Betrachte die Zeiten, in denen du von ihren Handlungen negativ beeinträchtigt wurdest, oder die Nacht, in der sie dich während einer Meinungsverschiedenheit verlassen hat. Dies sind die Augenblicke, in denen diese Person ihr wahres Gesicht zeigt, also vermeide es, dich ausschließlich auf die positiven Aspekte ihrer Vergangenheit zu konzentrieren.

5. Betrachte die Verbindung aus der Perspektive der anderen Partei.

Was ist deinem Partner wichtig? Möglicherweise hat er andere Prioritäten und Leidenschaften als du. Erkenne, dass du nicht die ausschließliche Priorität von irgendjemandem sein wirst und dass eine solche Erwartung unangemessen ist. Lerne stattdessen die Leidenschaften deines Partners kennen und bemühe dich, sie zu unterstützen.

6. Denke über die Gefahren der Obsession nach.

Obwohl dir die Obsession romantisch und liebevoll erscheinen mag, ist es wichtig, sich der damit verbundenen Gefahren bewusst zu sein. Oft haben Betroffene Schwierigkeiten, persönlich zu wachsen, weil sie sich zu sehr auf eine andere Person konzentrieren. Das macht auf Dauer unglücklich. Erkenne den Zusammenhang zwischen Glück und Unabhängigkeit.

7. Konzentriere dich auf deine eigenen Lebensziele.

Wenn wir von jemandem fasziniert sind, schätzen wir dessen Perspektive im Allgemeinen sehr, egal wie lächerlich sie auch sein mag. Wenn diese Person dich mit negativen Kommentaren verunglimpft, ist es an der Zeit, sie aus deinem Leben zu entfernen. Du verdienst Zuneigung und Respekt. Du bist kein Opfer fremder Willkür und niemand hat die Macht, dich zu definieren.

Lasse dir von niemandem einreden, dass es keine Möglichkeit für positive Veränderungen oder Wachstum in eine neue Richtung gibt, denn diese gibt es immer. Daher solltest du ein Gefühl der Limitierung und Hoffnungslosigkeit unbedingt vermeiden. Jeder, der dich auf diese Weise handeln lassen möchte, tut dies wahrscheinlich aus Unbehagen über die positiven Veränderungen in deinem eigenen Leben und aus Angst, dich zu verlieren, wenn du Fortschritte machst und zu besseren Verbindungen übergehst.

In deinem Leben musst du der letzte Entscheidungsträger sein. Du tust auf lange Sicht das Beste für dich und ignorierst besser jeden, der versucht, dich oder dein Potenzial einzuschränken.

8. Liebe dich selbst.

Betroffene haben oft Selbstwertprobleme, die sie durch die Liebe einer anderen Person kompensieren wollen. Beginne damit, dich selbst zu lieben, indem du deine Fähigkeiten erkennst und dich um deine emotionalen Bedürfnisse kümmerst.

9. Hole dir Unterstützung.

Hole dir die Hilfe deiner Freunde, um dich bei der Bewältigung einer obsessiven Liebe zu unterstützen. Zu erkennen, dass du obsessives Verhalten zeigst, kann eine ziemliche Herausforderung sein. Du fühlst dich vielleicht verwirrt und unsicher. Nimm Kontakt zu Freunden oder Familie auf und lasse dich unterstützen!

Deine Freunde und Familie sind sich der Situation eventuell sogar bewusst und können dir den überaus wichtigen Blickwinkel von außen vermitteln. Ihre Perspektive ermöglicht es, dich selbst und den anderen besser zu verstehen. Vielleicht hast du schlechte Eigenschaften deiner Bezugsperson übersehen, die anderen aufgefallen sind. Wähle bei Bedarf eine Vertrauensperson, mit der du jederzeit reden kannst, wenn du dich von zwanghaften Gefühlen überwältigt fühlst.

Darüber hinaus können dir Freunde Trost und Unterstützung bieten. Wenn sich die Gelegenheit bietet, ergreife sie. Lade deine Freunde zum Abendessen oder auf einen Drink ein. Vermeide es, deine Tage allein zu Hause zu verbringen und in deinen Sorgen zu versinken. Lebe dein Leben weiter, da die andere Person auch weiterhin ihres lebt.

10. Verbringe Zeit mit deinen Lieben.

Anstatt dich auf eine Person zu konzentrieren, denke an alle anderen, die dich gernhaben. Wenn du Zeit mit deinen Freunden und deiner Familie verbringen kannst, wirst du erkennen, dass nicht nur dein Partner wichtig ist.

11. Gehe Aktivitäten nach, die dir am Herzen liegen.

Hast du besondere Interessen oder Hobbys? Weißt du, was du gerne tust? Nimm dir vor, jeden Tag mindestens eine

Sache zu unternehmen, die dir Freude bereitet. Was genau du unternimmst, ist dabei völlig egal – du kannst ein Buch lesen, an einer Yogastunde teilnehmen, ein Eis essen usw. usw.

12. Akzeptiere, dass du diesen Menschen in deinem Leben nicht benötigst.

Dies kann bei einem neuen Schwarm oder einem Ex-Partner der Fall sein. Du magst diese Person begehren, aber er oder sie bringt nichts Konstruktives in dein Leben ein. Ziehe die Möglichkeit in Betracht, dass es dir ohne jemanden besser geht, der dich nicht schätzt oder liebt. Denke unbedingt daran, dass du niemanden zum Bleiben überreden musst. Überlege dir außerdem, wie erfolgreich du dein Leben gestaltet hast, bevor du diese Person getroffen hast.

Am Anfang wird es schwer zu erkennen sein, dass du diese Person nicht mehr in deinem Leben benötigst. Mit der Zeit wird es jedoch immer deutlicher werden. Nach einer Weile wirst du verstehen, dass du dich ohne sie in einer besseren Situation wiederfindest.

13. Widme dich etwas Neuem.

Verpflichte dich dazu, dein Wissen in den folgenden Wochen zu erweitern. Dieser Schritt lehrt dich neue Fähigkeiten und gibt dir etwas anderes, auf das du dich konzentrieren kannst. Neue Hobbys können allgemein eine Antwort auf viele Schwierigkeiten des Lebens sein. Die Entwicklung einer neuen Fähigkeit kann dein Gehirn neu programmieren und deine Perspektiven entscheidend verändern, sodass du dich aus deinem zwanghaften Teufelskreis befreien kannst.

Wenn das Objekt deiner Begierde etwa immer eine Abneigung gegen Museen und Dokumentarfilme gezeigt hat, ist jetzt der Moment, sich diesen Aktivitäten hinzugeben ⊠ Aktivitäten, auf die du zuvor um dieser Person willen verzichten musstest. Falls du dich für ein bestimmtes Thema begeisterst, investiere in Lehrmaterialien und werde zu einem Experten in diesem Gebiet. So machst du aus der Not eine Tugend.

14. Entwickle eine Praxis der Achtsamkeit.
Wenn du nichts unternimmst, um deine obsessiven Denkmuster zu durchbrechen, wirst du dich in deinem zwanghaften Verhalten verlieren. Wann immer du ab sofort an diese Person denken solltest, halte kurz inne. Erkenne, wenn du einem obsessiven mentalen Prozess erlegen bist. Sobald du deine Gedanken bewerten kannst und klarer siehst, erlangst du die Kontrolle über dich selbst zurück.

Achtsamkeit erfordert einen gewissen Aufwand, aber wenn man diesen Prozess einmal gemeistert hat, sind die Vorteile deutlich. Du wirst zu Ruhe und Gelassenheit zurückfinden. Die Praxis der Achtsamkeit existiert schon seit langer Zeit und hat sich als sehr nützlich erwiesen. Experimentiere auch mit achtsamer Meditation und werde empfänglich für die Idee, dass sie dir den Weg zu einem gesunden Mindset ebnen kann.

15. Suche dir professionelle Hilfe.
Wenn deine Besessenheit von jemandem dein Leben massiv beeinträchtigt, solltest du erwägen, dir professionelle Hilfe zu suchen. Auch, wenn das Gespräch mit Freunden und Familie sehr nützlich sein kann, ist es nicht immer die beste Option für Menschen mit schweren Zwangsgedanken.

Das Gespräch mit einem Spezialisten kann dir dabei helfen, herauszufinden, was dich dazu bringt, über diese andere

Person nachzudenken, welcher Aspekt von ihr bei dir so massiven Anklang findet und wie du beginnen kannst, deine Denkmuster zu ändern. Du identifizierst die Auslöser und gewinnst Wissen über neue Handlungsansätze. Ein Fachmann kann dir dabei helfen, den Weg zur mentalen Genesung zu finden. Professionelle Hilfe ist keine Schande ⊠ ganz im Gegenteil. Es wäre eine Schande, diese Chance von vornherein abzulehnen.

16. Du gehörst auf dein persönliches Podest.

Es mag egozentrisch klingen, aber sich selbst als die wichtigste Person zu betrachten, ist wichtig. Mache dich und deine Gefühle zu einer Priorität – nicht die der anderen Person!

Abschließende Gedanken zur Thematik

Wir haben gelernt, dass unerwiderte Liebe zu Obsession führen kann. Eine Vielzahl von Faktoren kann obsessive Liebe auslösen. Dennoch ist die Hauptbotschaft dieses Abschnitts, dass eine Beziehung mit jemandem, der deine Gefühle nicht erwidert, äußerst ungesund ist.

Ich hoffe, dass die neun Taktiken, die wir oben erörtert haben, dir einige Ideen gegeben haben, wie du dein Leben wieder selbstbestimmter gestalten kannst.

Viel Erfolg!

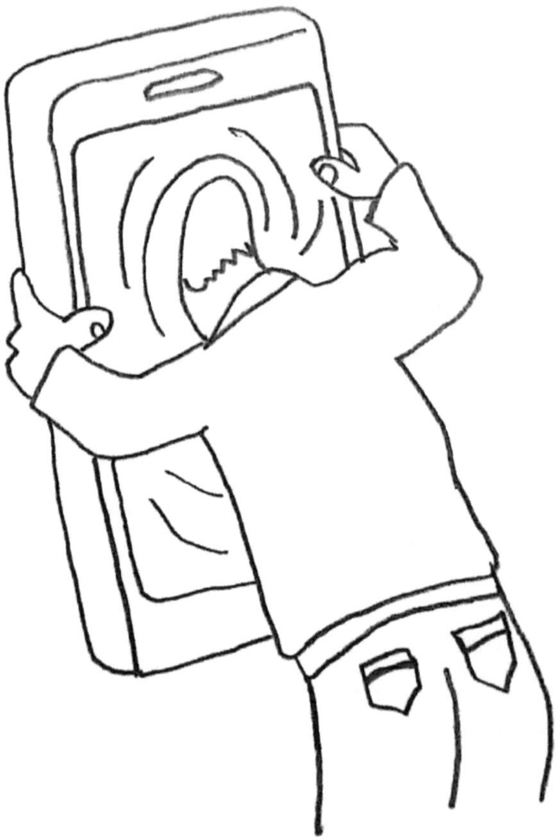

SEX-OBSESSION: 4 GRÜNDE WARUM UNSERE KULTUR VON SEX BESESSEN IST

Die darwinistische Antwort ist, dass wir nicht hier wären, wenn unsere Vorfahren nicht von Sex fasziniert gewesen wären – was unangreifbar ist. Und dann ist da noch die romantische Antwort – die, obwohl sie erhebend ist, viel Raum für Debatten bietet.

Sex ist rätselhaft. Sex kann uns Spott oder Befriedigung aussetzen. Nichts an Sex ist konkret, außer dass er konsequent ist. Laut dem Philosophen Arthur Schopenhauer ist das ultimative Ziel aller romantischen Beziehungen wichtiger als alle anderen Ziele im Leben.

Schopenhauer, der ein Jahrhundert vor der Entschlüsselung des Genoms lebte, bezog sich nicht auf die Zusammensetzung des Genoms. Er bezog sich auch nicht nur auf die demografischen Auswirkungen von Sex. Er erkannte, dass sexuelle Liebe über Genaustausch und Reproduktion hinausgeht, dass unsere Liebe und ihre sexuelle Vollendung die Zusammensetzung unserer Psyche und Identität beeinflussen.

Ich habe die Schopenhauer-Aussage in einer Biografie von Erwin Schrödinger entdeckt, einem der Begründer der

Quantentheorie – und notorischer Frauenheld. Walter Moore geht in seiner Biographie *Schrödinger: Leben und Denken* neue Wege, indem er über die Liebe und das wissenschaftliche Leben Schrödingers schreibt. Er sagt, Schrödinger habe die Quantentheorie entwickelt, als er mit einer Gespielin in einer Schweizer Hütte lebte. Das Bemerkenswerte daran ist, dass Schrödinger, als er gebeten wurde, über sein kreatives Leben zu schreiben, ablehnte und behauptete, dass die Rolle seiner Sexpartner entscheidend sei und dass ihn Loyalität dazu verpflichten würde, darüber zu schweigen.

Sex kann Herzen und Gedanken auf eine besondere Weise verändern. Er stellt uns unsere Partner vor und lehrt uns ihre Wege, Rhythmen und Perspektiven. Unter dem Fluch des Sex kann ein Niemand jemand werden oder umgekehrt. Unsere normale Sicht auf die Welt wird vorübergehend ausgesetzt, ebenso wie das Drehbuch, dem wir folgen. Wir sehen in dem durch Sex geschaffenen Raum anders und erkennen möglicherweise etwas, das wir vernachlässigt haben, oder bemerken etwas gänzlich Neues. So ist es Schrödinger ergangen. Während sich der Schnee um sein alpines Liebesnest sammelte, tauchte er in die Geheimnisse der subatomaren Welt ein.

Natürlich führt uns nicht jeder Liebhaber zu lebensverändernden oder sogar weltverändernden Offenbarungen. Bestimmte echte oder potenzielle Partner sind persönliches Gift und es ist entscheidend, die Fähigkeit zu entwickeln, diese zu erkennen, bevor man mit ihnen ins Bett springt. Wenn wir uns jedoch ausschließlich auf Verführung und Mechanik konzentrieren, riskieren wir, das Potential des Sex aus den Augen zu verlieren.

Auch wenn keine Gefahr einer ungewollten Schwangerschaft oder sexuell übertragbaren Krankheiten besteht, ist bei der Wahl unserer Sexualpartner Vorsicht geboten. So wie Essen die Zusammensetzung und das Wohlbefinden unseres Körpers beeinflusst, beeinflusst Sex die Zusammensetzung und Integrität unseres wesentlichen Selbst. Ist es vor diesem Hintergrund eine Überraschung, dass wir davon so fasziniert sind?

Kurzum: Die westliche Zivilisation ist sexbesessen. Sex ist unter anderem in Filmen, Musik, Fernsehen, Werbung, Diskussionen und sozialen Medien weit verbreitet. Viele Menschen fragen jedoch nicht nach dem Grund.

Dafür gibt es eine Fülle möglicher Erklärungen. Bestimmte Gründe sind zweifellos wichtiger als andere. Und sie überschneiden sich mit ziemlicher Sicherheit. Dennoch erklären die folgenden fünf Faktoren, warum die westliche Zivilisation von Sex besessen ist:

Grund 1: Unsere Kultur hat ihren Glauben an sichere Werte verloren. Nietzsche erklärte vor über einem Jahrhundert, Gott sei tot – was bedeuten soll, dass die sichere Richtschnur, an der wir unser Leben ausrichten, verlorengegangen ist. In der Abwesenheit eines von allen Menschen für sicher gehaltenen Konzepts ist der Mensch genötigt, seinem Leben selbst eine Bedeutung und eine Richtung zu geben – was nicht viele unsicher macht. Bertrand Russell stellte diesbezüglich fest, wir müssten unser Leben auf „der unverrückbaren Grundlage der Verzweiflung" aufbauen: Wir finden uns in einer Welt vor, deren Sinn sich uns nicht erschließt, und sind selbst verantwortlich für alles, was wir tun. In dieser Situation wenden sich viele Menschen dem Sex für vorübergehendes Vergnügen zu.

Grund Nr. 2: Unsere Kultur hat das Konzept der Unsterblichkeit gemieden. Unter der Annahme, dass es kein ewiges Leben gibt, wird die Gegenwart zum Dreh- und Angelpunkt unserer Bemühungen. Wenn der Tod unmittelbar bevorsteht und es keine Möglichkeit für ein verlängertes Leben gibt, warum nicht jeden Moment der Freude auskosten? Depeche Mode nahm in den 1980er Jahren einen Song mit dem Titel "Fly on the Windscreen" auf. Die Worte des Liedes beschreiben, wie Menschen wie Fliegen auf der Windschutzscheibe eines Autos oder Lämmer, die zur Schlachtbank geführt werden, auf den Tod warten. Das Lied verkündet, dass der Tod unmittelbar bevorsteht. Was sollen wir also tun? „Komm, hör zu, kontaktiere mich, küss mich, kontaktiere mich sofort", so die Botschaft des Songs (sinngemäß).

Grund Nr. 3: Wir nehmen an, dass der Mensch sich nicht wesentlich vom Tier unterscheidet. Warum also sollten sich Menschen nicht wie der Rest des Tierreichs verhalten, wenn das wahr ist? Es macht für uns keinen Sinn, anders zu handeln als Tiere, weil wir alle gleich sind. Laut Nancy Pearcey wurde Scarlett Johansson in ihrem Buch *Saving Leonardo* nach Gerüchten gefragt, dass sie viel Sex mit anderen Menschen hätte. Sie sagte: „Ja, ich denke, dass wir auf einer sehr grundlegenden Ebene Tiere sind, und wir benehmen uns instinktiv so, wie es Sinn macht." Sie hat Recht. Es gibt keinen Grund, sich nicht wie ein komplexes Tier zu verhalten, das sich entwickelt hat.

Grund Nr. 4: Unsere Kultur ist nicht allzu anspruchsvoll. Das liegt daran, dass die letzten Generationen in einer Kultur aufgewachsen sind, in der die Menschen jederzeit alles haben können, was sie wollen, wo sie wollen und wie sie wollen. Es gibt eine Menge TV-Kanäle, Streaming-Musikdienste, Videospiele und Social-Media-Plattformen, mit denen wir die ganze Zeit in Verbindung bleiben und unterhalten werden. Die Wahrheit ist jedoch, dass die Menschen einsamer sind als je zuvor. Wenn wir kein bedeutungsvolles Leben haben, leben wir durch Stars, anstatt selbstbestimmt Verwirklichung zu finden. Für eine Kultur, die nicht viele bedeutungsvolle Beziehungen oder ein größeres Ziel im Leben hat, wird Sex natürlich zu einer großen Sache.

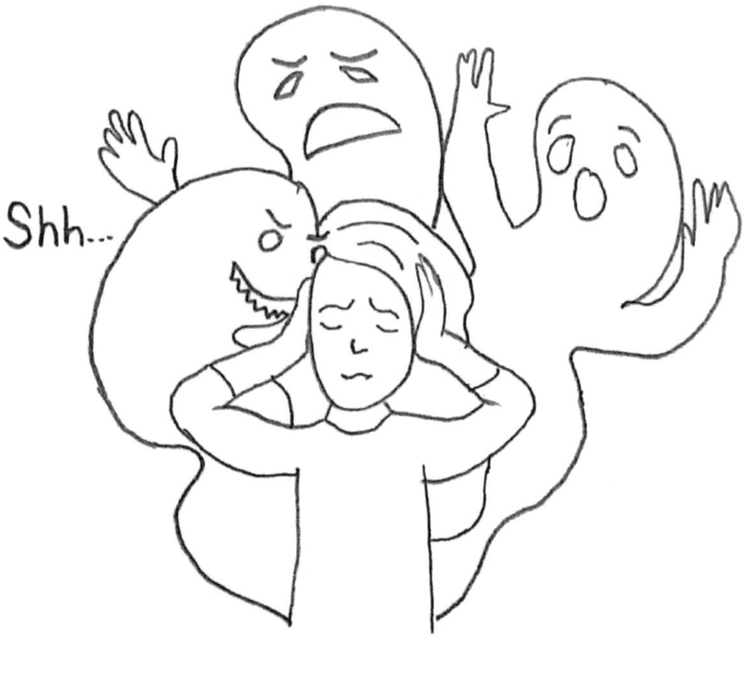
Shh...

LEISTUNGSWAHN

WIE UNSERE OBSESSION VON LEISTUNG UNSERE SELBSTWAHRNEHMUNG BESTIMMT

Wir leben in einer leistungsorientierten Gesellschaft. Wettbewerbe, Auszeichnungen und Rankings sind ein unvermeidlicher Bestandteil des Lebens.

Unsere Leistung – im Unterricht, bei der Arbeit, auf dem Sportplatz oder sogar im Leben im Allgemeinen – beeinflusst, wie andere uns sehen und wie wir uns selbst wahrnehmen. Diese Auswirkungen können unter bestimmten Umständen so stark sein, dass wir unsere Leistung als Bestandteil dessen betrachten, wer wir sind.

Die Forschung untersucht diese potenzielle Verbindung mit unserer Leistungsfähigkeit, so dass auch wir besser verstehen sollten, was wir als leistungsbasierte Identitäten bezeichnen.

Warum gründen wir unsere Identität auf Leistung?

Eine leistungsbasierte Identität entsteht, wenn ein Individuum nicht nur seine Fähigkeit zum Erfolg (oder im anderen Extrem seine völlige Inkompetenz) in etwas anerkennt, sondern sich durch dieses Maß an Leistung auch grundlegend geprägt fühlt. Wenn wir aus irgendeinem Grund nicht das gleiche

Leistungsniveau halten können, verlieren wir in der Folge möglicherweise das Selbstwertgefühl (oder einen großen Teil davon).

Einfach ausgedrückt, wir bekämen Schwierigkeiten, die uralte Frage „Wer bin ich?“ zu beantworten. Dies würde eine Menge komplexer Fragen über unsere Rolle in der Welt und unsere Optionen im Leben aufwerfen.

Laut einer kürzlich durchgeführten Umfrage unter über 80.000 Personen weltweit waren über 65 Prozent der Befragten der Meinung, dass es für sie wesentlich sei, außergewöhnlich erfolgreich zu sein oder andere ihre Leistungen anerkennen zu lassen. Diese Leistungsorientierung zeigt sich im täglichen Leben auf vielfältige Weise. In den beliebtesten Fernsehsendungen geht es größtenteils darum, seine Mitbewerber in einem bestimmten Bereich zu übertreffen. In der Politik fühlen sich Wähler zunehmend von Kandidaten angezogen, die sich erfolgreich als „Gewinner“ darstellen, unabhängig davon, inwieweit Daten ihre Aussagen stützen.

Kein neues Phänomen

Während die leistungsbasierte Identität als Konzept neuartig ist, ist das Phänomen der Fixierung auf Leistung keineswegs neu. Vor rund einem Jahrhundert hat der renommierte Soziologe Max Weber den Begriff der protestantischen Arbeitsethik geschaffen. Er argumentierte, dass der psychologische Treibstoff des Kapitalismus der religiös verankerte Wunsch sei, hart zu arbeiten. In den 1980er- und 1990er-Jahren führten der Psychologe Albert Bandura von der Stanford University und Kollegen eine umfangreiche Studie über die Ursprünge und Folgen der Selbstwirksamkeit durch, oder etwas, das viele

Menschen als Selbstvertrauen bezeichnen (sehr zu Banduras Leidwesen).

Jüngste Forschungen einer anderen Stanford-Psychologin, Carol Dweck, haben ein weit verbreitetes Interesse an „Mindsets“ geweckt – den Überzeugungen der Menschen über die Veränderbarkeit ihrer Fähigkeiten und Fertigkeiten. Diese Konzepte verdeutlichen den Einfluss von Leistung auf unsere Selbstwahrnehmung und unser Verhalten.

Warum wir den Zusammenhang von Leistung und Identität untersuchen sollten

Im Allgemeinen sehen wir leistungsbasierte Identitäten positiv und als vorteilhaft an. Betrachten wir hierfür den legendären Ruf des Boxers Muhammad Ali und seine berühmte „Ich bin der Größte!”-Aussage. In ähnlicher Weise wird das extreme Selbstbewusstsein der weltbesten CEOs, Schauspieler und Künstler allgemein geschätzt ⊠ sogar beneidet.

In der Tat ist es plausibel, dass leistungsbasierte Identitäten viele positive Auswirkungen haben. Sich in irgendetwas als herausragend zu definieren, stärkt das Selbstwertgefühl und das Selbstvertrauen. Darüber hinaus bietet eine solche Identität wahrscheinlich wirksamen Selbstschutz während einer schwächeren Leistungsphase oder während eventuell auftretender Ausfallzeiten. Wenn dir und anderen bewusst ist, dass du ein Leistungsträger bist, werden Fälle von weniger als maximaler Leistung als vorübergehende Abweichungen abgetan.

Leistungsbasierte Identitäten schützen wahrscheinlich auch vor dem sorgfältig dokumentierten „Hochstapler-Syndrom“, bei dem Einzelpersonen die Bedeutung ihrer Talente und

Fähigkeiten für ihre Leistungen abwerten, was zu Gefühlen der Unzulänglichkeit und Selbstzweifeln führt.

Dennoch haben diese Identitäten einen negativen Aspekt. Eine stark ausgeprägte leistungsbasierte Identität kann dazu führen, dass sich jemand unbesiegbar, übermütig und selbstgefällig fühlt.

Darüber hinaus können Probleme auftreten, wenn Einzelpersonen sich selbst als großartige Leistungsträger bezeichnen, sich ihrer Identität jedoch nicht sicher sind. In bestimmten Umgebungen können Einzelpersonen selbst durch die konstruktivste Kritik an ihrer Leistung beleidigt sein oder sie vermeiden es sogar, ihren Kollegen zu helfen (eventuell sabotieren sie diese sogar), aus Angst, ihre Position an der Spitze der Hierarchie zu verlieren.

Schließlich haben negative leistungsbasierte Identitäten ⊠ Personen, die sich eher als schlechte Leistungserbringer wahrnehmen – verschiedene negative Folgen, darunter ein geringes Selbstwertgefühl und die Vermeidung komplizierter Aufgaben.

Weitere Forschung ist erforderlich, um den Einfluss leistungsbasierter Identitäten auf unser Leben zu bestimmen. Aristoteles‘ Beobachtung, dass „sich selbst zu verstehen, der Anfang aller Weisheit ist“, erinnert uns alle daran, wie unser Selbstgefühl durch anhaltenden Leistungsdruck beeinträchtigt werden kann.

MATERIELLE OBSESSION: WARUM WIR SO BESESSEN DAVON SIND WOHLSTAND ANZUSTREBEN, OBWOHL GLÜCK NICHT KÄUFLICH IST

Melissa Leong, die Autorin von *Happy Go Money*, geht in einem Beitrag rigoros auf unsere finanziellen Überzeugungen ein, um uns dabei zu demonstrieren, was uns wirklich glücklich macht.

Das ist sicherlich etwas, worüber wir bereits oft nachgedacht haben. Jeden Tag treffen wir aufs Neue Entscheidungen auf der Grundlage des Glaubens, dass Glück käuflich sei und mehr Geld alles besser mache. Wir akzeptieren die neue Arbeitsstelle, die eine zusätzliche Stunde Pendeln bedeutet, da sie sich finanziell auszahlt. Wir haben mehr für einen Mantel bezahlt, weil es ein Designerstück ist. Wir haben das größere Haus gekauft, weil es einen großen Garten für zukünftige Kinder und eine schicke Kücheninsel enthält, die als „Traum eines jeden Hausbesitzers“ beschrieben wird.

Seien wir ehrlich, wenn wir etwas sehen, das wir uns wünschen, wie ein neues Paar Schuhe oder ein Accessoire, empfinden wir Freude. Dabei wird eine Region des Gehirns namens Nucleus Accumbens, das sogenannte Lustzentrum, aktiviert. Es wird stimuliert, wenn Menschen eine Belohnung erhalten, sei es in Form von Drogen, Geld oder Nahrungsaufnahme. Wenn wir also etwas kaufen, erhält unser Gehirn eine herrliche Dopamin-Explosion.

Das mag verführerisch und erstrebenswert klingen, aber die Ekstase hält nicht lange an. Dann benötigen wir schnell weitere, neue Artikel. All der Unsinn, den wir kaufen, verliert seinen Glanz. Wenn die Spannung des Neuen nachlässt und der Endorphin- und Dopaminrausch verpufft, bleiben wir in einem Loch und möglicherweise mit Reue zurück.

„Wie kommt es, dass ich dafür Geld ausgegeben habe?!", fragen wir uns dann oft im Anschluss. Die Antwort lautet häufig: "Weil ich es verdient habe" oder "Weil ich einen schwierigen Tag hatte". Doch wann kommt es darauf wirklich an? Nun, wir streben nach Glücksgefühlen.

Was brauchen wir also wirklich, um glücklich zu sein?

Die magische Zahl

Für die Zufriedenheit ist sicherlich eine bestimmte Summe Geld erforderlich. Aber wie viel eigentlich?

Für diejenigen von uns, die kurz davorstehen, ihr Zuhause zu verlieren, sich Sorgen um die Ernährung ihrer Kinder machen und bei jedem Telefonklingel zusammenzucken, weil sie befürchten es könne der Gläubiger sein, gibt es keinen Zweifel, dass mehr Geld glücklicher machen würde. Bevor wir jedoch Geld mit Freude assoziieren, müssen wir unbedingt definieren, was es genau bedeutet, „glücklich" zu sein.

Neuroökonomie-Wissenschaftler (Personen, die untersuchen, auf welche Weise wir wirtschaftliche Entscheidungen treffen) unterteilen Glück in zwei verschiedene Kategorien:

1. Lebenszufriedenheit: Die Bewertung unseres allgemeinen Wohlbefindens.

2. Tägliche Stimmungsschwankungen: die Freude, der Stress, die Verzweiflung, die Wut und die Zuneigung, die wir von Moment zu Moment erleben – wie wir uns heute fühlen, wie wir uns gestern gefühlt haben, also kurzfristige Schübe des Glücksgefühls.

Weltweit gaben Menschen in wohlhabenderen Ländern ein höheres Maß an Lebenszufriedenheit an als Menschen in ärmeren Ländern. (Reiche Länder haben eher ein ruhiges politisches Klima mit weniger Tyrannei, was gut für das Wohlergehen aller ist.) Eine Studie der Purdue University aus dem Jahr 2018 ergab jedoch eine Obergrenze: 95.000 US-Dollar (vor Steuern, pro Einfamilienhaushalt).

Außerdem bedeutete mehr Geld nicht, dass die Menschen automatisch zufriedener waren. Laut mehreren Studien liegt die Schwelle für das tägliche Glücksgefühl zwischen 60.000 und 75.000 US-Dollar pro Haushalt. Laut der Studie aus dem Jahr 2018 sinken die Lebenszufriedenheit und das tägliche Glücksgefühl mit steigendem Einkommen wieder.

Sobald unsere grundlegenden Anforderungen erfüllt sind, werden wir durch andere Impulse motiviert, wie z. B. das Streben nach mehr finanziellem Besitz und den Vergleich mit anderen, was zu unserem Unglück beiträgt. Zudem können hohe Einkommen zu hohen Anforderungen führen (mehr Arbeitszeit, mehr Stress, weniger Zeit für Familie und Freizeit).

Das bedeutet jedoch nicht, dass wir alle jedes Jahr den finanziellen „Wohlfühlzielwert" von 75.000 US-Dollar anstreben sollten. Die Studien basieren auf Durchschnittswerten, und jeder von uns braucht abweichende Dinge, um glücklich zu sein. Wir alle finden jedoch Befriedigung in bestimmten einfachen Dingen – Küssen, Lachen und als über 25 Jahre alt identifiziert zu werden.

„Egal, ob ich ein beeindruckendes Auto in meinem Carport, ein kolossales Haus und eine riesige Gehaltszahlung habe", sagte mir einmal der Marketingprofessor Hal Hershfield, „das garantiert nicht, dass ich dauerhaft fröhlicher bin, weil die Glückseligkeit eher davon abhängt, mit wem ich kommuniziere, wie ich meine Energie investiere und was ich tue."

Betrachte nun einige deiner glücklichsten Momente der vergangenen Woche. Hattest du Gelegenheit, diese mit anderen zu verbringen? Konntest du eine Aktivität, wie Laufen oder das Treffen mit einem Freund genießen? Hätte ein Haufen Geld diese Momente verbessert?

Höchstwahrscheinlich nicht. Falls du die letzte Frage mit Ja beantwortet haben solltest, wie viel zusätzliches Geld hättest du deiner Ansicht nach benötigt?

Deine magische Zahl ist wahrscheinlich falsch

Machen wir nun eine gemeinsame Übung. Wie zufrieden bist du auf einer Skala von eins bis zehn?

Überlege dir, wie viel Geld du derzeit auf der Bank hast. Wie viel zusätzliches Geld würdest du benötigen, um eine perfekte Zehn zu erreichen?

Michael Norton, Professor an der Harvard Business School und Co-Autor von *Happy Money* befragte Briten mit Durchschnittseinkommen und vermögende Briten (Personen mit einem Nettovermögen von mehr als 1 Million US-Dollar) und stellte ihnen diese Fragen. „Alle einigten sich auf die zwei- bis dreifache Summe“, erklärte Norton.

Leute, die 1 Million Dollar besitzen, sagen: “Wenn ich 3 Millionen Dollar hätte, wäre ich bei Zehn.” Diejenigen, die 3 Millionen Dollar besaßen, sagten: “Wenn ich 9 Millionen Dollar besäße, wäre alles perfekt.”

Glück ist im Wesentlichen eine Gleitskala. Bedenke, wie sehr dich das ärgert. Was auch immer wir bereits haben, wir werden immer mehr wollen. Wenn wir das Gold am Ende des Regenbogens entdecken, ist der Topf einfach zu klein und sofort gehen wir wieder auf die Jagd nach neuen Goldtöpfen.

Es ist fast so, als wäre es ein Fluch. Außerdem nimmt es der beliebten Kindheitsfantasie, eine Million im Lotto zu gewinnen, ihren Glanz.

Entgegen der landläufigen Meinung führt uns ein Lottogewinn nämlich nicht ins Paradies der Glückseligkeit. Betrachten wir deshalb eine bekannte Studie aus dem Jahr 1978, in der Forscher zwei sehr unterschiedliche Gruppen zu ihrem Glück befragten: Die jüngsten Gewinner der Illinois State Lottery, die zwischen 50.000 und 1 Million US-Dollar gewannen, und die jüngsten Opfer schrecklicher Unfälle, die entweder querschnittsgelähmt oder anderweitig körperlich beeinträchtigt waren. Sie baten Lottogewinner und Unfallopfer, ihr Glück zu diesem Zeitpunkt in ihrem Leben, ihr Glück vor dem lebensverändernden Vorfall und ihr erwartetes Glück in ein paar Jahren zu bewerten. Sie fragten, wie angenehm sie grundlegende Aufgaben fanden (mit einem Freund sprechen, fernsehen, frühstücken, Kleidung kaufen, ein Kompliment bekommen usw.).

Wer stellte sich als glücklicher heraus? Der mit dem Rollstuhl oder der mit dem Lamborghini?

Ja, die Lottogewinner waren in ihrem Gewinnmoment glücklich. Sie drückten ein größeres Gefühl des gegenwärtigen Glücks aus. Menschen mit Beeinträchtigungen legten jedoch einen höheren Wert auf zukünftiges Glück. Sie zeigten auch eine größere Wertschätzung für die gewöhnlichen Freuden des Lebens, wie zum Beispiel einen Witz zu hören oder eine Zeitschrift zu lesen. Tatsächlich zeigt die Forschung einen Zusammenhang zwischen viel Geld und einer verminderten Fähigkeit zu bescheidenen Freuden. Experten schreiben es der hedonistischen Anpassung zu – unserer Neigung, uns an alles zu gewöhnen, was wir haben. Selbst eine signifikante Verbesserung im eigenen Leben wird schließlich zur neuen Normalität. Sie riechen die Rosen nicht, weil sie den ganzen Tag über von Rosenduft umgeben sind. Und die Forschung zeigt, dass unsere inneren Thermostate irgendwo zwischen Glück und Traurigkeit eingestellt sind: Wir schwanken stets als Reaktion auf die Umstände, kehren aber im Allgemeinen zur vorherigen Einstellung zurück. Wenn wir also vor dem Lottogewinn ein jämmerlicher Nörgler waren, werden wir ganz sicher ein reicher Nörgler bleiben.

Markus Persson, der Entwickler von Minecraft, der es Microsoft für 2,5 Milliarden US-Dollar im Jahr 2014 anbot, kaufte ein 70-Millionen-Dollar-Herrenhaus mit einem Gourmettempel, Wodka- und Tequila-Regalen, schick gestalteten Feuerlöschern (Safety first) und 15 Badezimmern. Allerdings twitterte er 2015: „Ich hänge mit einer Gruppe von Kumpels auf Ibiza ab und feiere mit Prominenten, kann tun, was ich will und ich habe mich noch nie so entfremdet gefühlt." „Das Problem, alles zu bekommen, bedeutet, dass dir die Gründe ausgehen, es weiter zu versuchen. Menschliche Interaktion wird aufgrund des Ungleichgewichts unmöglich", fügte er in einem anderen Tweet hinzu.

Klingt belastend? Ist es eigentlich nicht. Es zeigt uns, dass kein einzelnes Ereignis und kein bestimmter materieller Besitz nötig sind, um glücklich zu sein.

Anpassungsfähigkeit ist eine Eigenschaft des Menschen. Eine Million Euro oder eine Katastrophe können mit der Zeit zur neuen Normalität werden. Wenn wir Geld haben, können wir es genießen, Feuer mit einem Louis-Vuitton-Feuerlöscher geschmackvoll löschen zu können; aber es kann auch dazu führen, dass frühere Freuden weniger angenehm erscheinen.

Ein paar hilfreiche Tipps gegen die materielle Obsession

- Falls du annimmst: „Wenn ich nur dieses oder jenes hätte, wäre ich glücklich", hinterfrage diesen Gedanken. Fordere Freunde auf, dich sanft anzustupsen, wenn du in dieses Denkmuster fällst.

- Sich auf irgendetwas (oder jemanden) zu verlassen, um glücklich zu sein, ist Zeit- und Energieverschwendung. Wenn Affirmationen dein Ding sind, schreibe Folgendes auf und poste es irgendwo: „Ich habe die Kontrolle über mein Glück."

- Identifiziere drei wichtige Dinge, die dich glücklich machen, unabhängig von deiner finanziellen Situation (gute Gesundheit oder ein liebevoller Partner). Identifiziere nun drei bestimmte Punkte (Ausschlafen am Wochenende, ein Bier mit Freunden, ...). Wiederhole das, wenn du dich wegen deiner finanziellen Situation niedergeschlagen fühlen solltest – oder in jedem vergleichbaren Szenario.

- Höre damit auf, Lotto zu spielen. Jetzt. Wenn du das nächste Mal versucht bist, Lotto zu spielen, solltest du jemandem eine Tasse Kaffee kaufen oder Geld in eine Spendenbox werfen, anstatt dein Geld für das unhaltbare Versprechen auf Glück zu verschwenden.

Geld zählt?

- Wie viel mehr Geld, glaubst du, würde dich glücklich machen?

- Wie würde zusätzliches Geld dein Leben verbessern?
- Betrachte eine Zeit in deinem Leben, in der du weniger Geld verdient hast. Warst du damals unglücklicher?
- Betrachte einige der glücklichsten Erinnerungen der vergangenen Woche. Würde mehr Geld diese Momente verbessern?

DER DRANG ZUR SELBSTVERMARKTUNG: WARUM SIND WIR SO ERPICHT DARAUF, UNSERE GESCHICHTEN MITZUTEILEN?

Wir Menschen sind darauf fixiert, von unserem Leben zu erzählen. Und es sind nicht nur Politiker und Prominente, die Memoiren schreiben. Prominente schreiben sicherlich nicht alle Geschichten. Es gibt Memoiren, die von gewöhnlichen Menschen geschrieben wurden, und solche, die für Haustiere geschrieben wurden. Und für diejenigen, die nach Ruhm streben, gibt es das Reality-Fernsehen, in dem normale Menschen sofort zu Berühmtheiten werden können, indem sie ihre Tragödien, einschließlich der abscheulichsten und privatesten, vor einem großen Publikum breittreten. Microblogging, Blogging, Instant Messaging, Statusaktualisierungen und Snapchat-Geschichten nehmen heute einen wesentlichen Teil unseres Lebens ein.

Das Phänomen, dass wir ständig von uns erzählen wollen, ist jedoch keine reine Folge der technischen Entwicklungen. Persönliche Geschichten sind ein notwendiger Bestandteil der regelmäßigen Kommunikation. Wir sind bestrebt, unsere eigenen Geschichten zu teilen und sind von anderen begeistert. Schon in der Grundschule gehört es häufig zum Unterricht, montags im Stuhlkreis vom eigenen Wochenende zu erzählen.

Was ist also die Quelle dieser Besessenheit? Psychologen haben entdeckt, dass persönliche Erzählungen dazu beitragen, unser „Selbst“ zu gestalten. Wir zeigen, wie unsere einzigartigen Erfahrungen formen, wer wir für andere und uns selbst sind, indem wir unsere Geschichten teilen. Unsere Geschichten, die intime Informationen und unsere innersten Gedanken und Gefühle enthalten, sind das effektivste Mittel, um uns von anderen Menschen abzuheben. Diese anderen „Ichs“ fungieren als Spiegel, durch das sich der Geschichtenerzähler als ein anderes, separates Individuum etabliert.

Entgegen der landläufigen Meinung wird dieses Interesse nicht überall von Angehörigen anderer Kulturen geteilt. In vielen asiatischen Ländern beispielsweise, wo es als sozial unerwünscht gilt, über sich selbst zu diskutieren und Aufmerksamkeit zu erregen, zögern die Menschen häufig, ihre persönlichen Geschichten zu erzählen und halten andere davon ab. Asiatische Repräsentanten und Prominente vermeiden es im Gegensatz zu ihren amerikanischen Kollegen auch, über ihr Leben zu schreiben. Sogar ein brillanter Mann wie Mahatma Gandhi kämpfte mit dem Gedanken, seine Autobiographie zu veröffentlichen, da die Schaffung einer egozentrischen Geschichte den Demutsnormen widersprach.

Wenn Einzelpersonen ihre Geschichten durch Memoiren, lockere Gespräche oder psychologische Studien mitteilen, konzentrieren sie sich häufig eher auf äußere Fakten als auf persönliche Aspekte. Der bekannte chinesische Fernsehjournalist Rui Chenggang schreibt in seinen Memoiren über die Verleihung einer prestigeträchtigen Auszeichnung beim Weltwirtschaftsforum in einem Satz: „Ich habe 2001 zum ersten Mal am Weltwirtschaftsforum teilgenommen, wo mir Professor Schwab den Titel des '2001 Global Leader for Tomorrow' Verlieh." In vielen asiatischen Kulturen ist der Gedanke verbreitet, dass die Identität einer Person hauptsächlich durch ihren sozialen Rang und ihre Beziehungen bestimmt wird, was wenig Anreiz bietet, umfassende und intime persönliche Geschichten zu offenbaren, um ein eigenständiges Selbst zu entwickeln.

Ironischerweise zielt in der westlichen Kultur gerade das Fokussieren auf eigene Geschichten und persönliche Empfindungen auf das Knüpfen und Aufrechterhalten von sozialen Beziehungen ab. Bindungen sind in unserer individualistischen Kultur sehr dynamisch und freiwillig, und sie können schnell gebildet oder getrennt werden. Das Teilen persönlicher Geschichten durch den Austausch von Gedanken, Gefühlen und Wünschen bringt uns näher zusammen. Es verbindet uns wie mehrere Knoten, bindet unsere Familie, Gemeinschaft und Gesellschaft. Dieser Wunsch, persönliche Geschichten zu teilen, um Beziehungen aufzubauen, ist in asiatischen Kulturen nicht annähernd so weit verbreitet. Soziale Interaktionen sind dort oft bedingungslos, obligatorisch und stabil, sodass sie wenig Pflege erfordern. Es kann als unnötig oder sogar unhöflich angesehen werden, absichtlich seinen Hintergrund zu schildern, um soziale Verbindungen zu fördern.

Eltern in Europa und Asien verhalten sich entsprechend unterschiedlich, wenn sie Erinnerungen mit ihren kleinen Kindern teilen. Die Eltern-Kind-Bindung ist die oberste Priorität für europäische Eltern beim persönlichen Geschichtenerzählen: Sie ermutigen Kinder, ihre Erinnerungen zu teilen, achten genau auf die Gedanken und Gefühle der Kinder und haben Verständnis für sie. Im Gegensatz dazu beschäftigen asiatische Eltern ihre Kinder seltener mit persönlichem Geschichtenerzählen und betrachten solche Aktivitäten als weniger prägend und bedeutsam. Wenn sie über die Erfahrungen eines Kindes sprechen, geht es ihnen weniger um die Eltern-Kind-Bindung als vielmehr darum, sie zu disziplinieren.

Wir sind auch motiviert, unsere Geschichte im Westen und einer Kultur, die sich auf das Streben nach Glück konzentriert, therapeutisch zu erzählen. Wir teilen unsere Erfolgsgeschichten mit anderen, insbesondere mit denen, die uns anhimmeln, um von unserem positiven Selbstwertgefühl zu profitieren. Wir teilen unsere Misserfolge, Frustrationen und Traumata anderen mit, um Sympathie, Rat und soziale Unterstützung hervorzurufen, damit wir uns besser fühlen.

Mehr als jede andere Zivilisation scheint unsere Gesellschaft das Bedürfnis zu haben, über Persönliches zu sprechen. Ganz egal, ob unser Wunsch nach persönlichem Geschichtenerzählen durch den Wunsch motiviert ist, ein Ereignis zu bestätigen, eine Identität zu entwickeln oder emotionales Leiden zu lindern – es scheint, als ob der Wunsch, unsere Geschichten zu teilen, an Dynamik gewinnt.

SO LERNST DU DEINE OBSESSIONEN IN DEN GRIFF ZU BEKOMMEN

Nun da du dir deiner Obsessionen bewusst bist, betrachten wird im nächsten Abschnitt einige Möglichkeiten, wie du sie kontrollieren und sogar überwinden kannst.

Der Schlüssel zum Erfolg ist deine Obsessionen produktiv zu kanalisieren. Sie so zu managen, dass sie nicht dich kontrollieren, sondern du sie! Zudem wird es dir mit Hilfe meiner Tipps möglich sein, die Vorteile der Obsessionen zu nutzen, ohne den negativen Folgen zu erliegen.

Obsessionen und Vorteile denkst du jetzt? Aber sicher doch! Denn dein Glück hängt nicht nur von einem Faktor (wie deinen Obsessionen) ab, egal wie entscheidend dieser Faktor ist. Du musst zwar akzeptieren, , dass es schwierig sein kann, große Dinge zu erreichen, aber Obsessionen haben auch Vorteile: In der Tat können die erhöhte Energie, der Antrieb, die Entschlossenheit und Belastbarkeit dazu beitragen, außergewöhnliche Leistungen zu vollbringen. Wenn sie zu unserem Vorteil eingesetzt wird, kann Besessenheit unser fähigstes Selbst hervorbringen und uns dazu inspirieren, unsere Kreativität und unseren Einfallsreichtum einzusetzen, um scheinbar unmögliche Probleme zu überwinden. Kurz gesagt, Obsession kann uns zu Exzellenz vorantreiben. Und jetzt lernst du, wie auch du deine Obsessionen kontrollieren und für deine Ziele nutzen kannst.

Die folgenden Taktiken können dabei hilfreich sein:

1. Lenke deine Aufmerksamkeit immer wieder ab. Die Kraft des Willens zu nutzen, um eine Besessenheit zu unterdrücken, ähnelt der Bekämpfung von Sorgen, indem man sie leugnet: Es funktioniert selten und verschlimmert alles häufig nur. Finde stattdessen etwas Attraktives und Erbauendes, um deine Aufmerksamkeit abzulenken und dir eine Pause zu verschaffen. Das wird auf emotionaler Ebene als Erinnerung daran dienen, dass andere Aspekte des Lebens wichtig bleiben. Lies vielleicht einen faszinierenden Roman, sieh dir einen interessanten Film an oder hilf einem Freund. Widme dich einer Tätigkeit, die dich abschalten lässt.

2. Erledige einen Job, der dir hilft, deine Fixierung hinter dir zu lassen. Manchmal versklavt uns eine Leidenschaft und weigert sich, locker zu zulassen, weil wir sie nicht vollendet haben. Vielleicht haben wir ein Buchkapitel nicht abgeschlossen, Reisearrangements noch nicht beendet oder jemanden nicht gefragt, in den wir verknallt sind. Nimm dir vor, eine Pause zu machen, sobald du den nächsten Meilenstein erreicht hast. Wenn du einen bedeutenden Schritt nach vorne machst, kannst du dich häufig von der Sucht lösen und deine Batterien für einen Moment wieder auffüllen.

3. Behalte einen laserähnlichen Fokus auf dein primäres Ziel bei. Die Bedeutung einer Mission schützt uns vor der Idee, dass unser Leben sinnlos sein könnte. Sobald du dich um etwas kümmerst, das anderen Freude bereitet oder deren Schmerz lindert, wirst du ausgeglichener gegen alle obsessiven Gedanken, die drohen, Besitz von dir zu ergreifen.

4. Entwickle einen Rückzugsmechanismus. Sei körperlich aktiv, um einen Teil deines Geistes zu aktivieren, der nicht von deiner intensiven Beschäftigung beansprucht wird. Betätige dich kreativ oder zünde ein Räucherstäbchen an und spiele beruhigende Musik. Vor allem Meditieren kann sehr helfen, den eigenen Geist zu beruhigen. Eine einfache Technik besteht darin, dem Fluss der Klänge, die du um dich herum hörst, zu folgen. Lasse ablenkende Gedanken vorbeiziehen und lenke deine Aufmerksamkeit wieder auf den Fluss.

   Oder du nimmst eine bequeme Position ein und befolgst diese Anweisungen zum Atmen: Vier Sekunden einatmen, vier Sekunden Luft anhalten, dann vier Sekunden ausatmen. Wiederhole diese Übung insgesamt fünf Minuten lang.

Gedanken sind ein großartiges Werkzeug, das es uns ermöglicht, für die Zukunft zu planen, Probleme zu erkennen und sie zu lösen. Um jedoch ein ausgeglichenes Leben zu führen und keine Zeit mit Sorgen zu verschwenden, müssen wir lernen, uns nicht ausschließlich von derartigen Gedanken leiten zu lassen. Die tiefgreifendsten Einsichten treten oft dann auf, wenn wir aufhören zu denken und unseren Gedanken erlauben, sich einem reichhaltigeren Fluss zu öffnen. Trenne dich von deinem Intellekt und verbinde dich wieder mit deinen Sinnen.

5. Lasse etwas Zeit vergehen. Zahlreiche Obsessionen verlieren im Laufe der Zeit zunehmend an Attraktivität.

6. Achte darauf, was andere sagen. Wenn enge Freunde und Familienmitglieder Besorgnis über deine Obsession äußern, haben sie normalerweise Recht. Sei offen für diese Botschaften.

7. Unterbinde Selbstzweifel: Wenn du das nächste Mal zwanghaft grübelst, halte inne und frag dich: Was brauche ich jetzt? Sollte ich etwas essen? Oder herumlaufen und nach draußen gehen? Einen alten Freund kontaktieren? Wenn du erkennst, in welchen Momenten du zum Grübeln neigst, fällt es dir leichter, deinen Geist neu zu programmieren. So kannst du lernen einen negativen Gedankenstrudel zu vermeiden.

8. Boxenstopp: Diese Strategie stammt von Therese J. Borchard, die einen Online-Leitfaden zur Überwindung

von Obsessionen entwickelt hat. Stelle dir vor, du fährst Auto. Immer, wenn du zu rasen beginnst – ergo: grübelst –, solltest du eine Pause am Straßenrand einlegen. Frage dich bei jeder Pause: Muss ich etwas korrigieren oder ändern? Kann ich sonst noch etwas tun, um Frieden mit der Situation zu schließen, über die ich nachdenke? Wenn die Antwort „nein“ lautet, kannst du deine Reise fortsetzen – und zwar, ohne weiterhin zu grübeln, schließlich hast du festgestellt, dass kein wirkliches Problem besteht. Dies ist eine Technik, mit der du dich selbst zwingst, dich neu zu ordnen, ohne eine Eigendynamik entstehen zu lassen.

9. Nutze Hilfsmittel zum Neu-Fokussieren: Nimm ein Gummiband und lege es um dein Handgelenk. Sobald du bemerkst, dass, du grübelst, schnippst du das Band gegen dein Handgelenk – so fokussierst du dich neu.

10. Halte dich an Mantras!
Mantras über sich selbst können dabei helfen, sich auf sich selbst zu konzentrieren und sich selbst gegenüber anderen zu priorisieren. Erlaube deiner Wut, frei zu fließen. Wiederhole Mantras wie „Ich bin fantastisch!“, „Ich bin glücklich und mir geht es auch ohne ihn/sie gut!“ oder „Ich bin mir selbst genug!“

11. Nimm, wenn nötig, auch kleine Anpassungen in deinem Leben vor – nimm zum Beispiel einen anderen Weg zur Arbeit, gehe mit deinem Hund in einem anderen Park spazieren oder lasse dir spontan die Haare schneiden. Falls du ein kreativer Mensch bist, kannst du deine Obsession auch in etwas Produktives investieren. Male vielleicht ein

Bild, verfasse ein Gedicht, schreibe ein Lied oder tue Vergleichbares. Diese neuen Beschäftigungen helfen dir, dich von etwas Toxischem zu befreien. Setze deiner Obsession ein Ende und fange an, von dir selbst gefesselt zu sein!

Ich schlage nicht vor, dass wir *jede* Fixierung abstellen müssen, vielmehr behaupte ich, dass wir versuchen sollten, sie zu überwachen. Unsere Fähigkeit, unsere Emotionen zu kontrollieren, ist begrenzt. Für unsere Fähigkeit, sie zu kanalisieren, gilt das jedoch nicht. Wir können unsere Obsessionen für uns arbeiten lassen, anstatt gegen uns. Und wir können die Fähigkeit entwickeln, sie im richtigen Moment loszulassen.

So hat es auch meine Patientin mit der Fixierung auf ihren Freund gemacht. Zunächst gelang es ihr nicht, ihre Gedanken von ihm abzulenken. Infolgedessen gestattete sie sich versöhnende Fantasien, aber sie erinnerte sich ständig daran, dass es genau das war: Fantasie. Sie übte, ihre Aufmerksamkeit abzulenken, indem sie sich anderen Aktivitäten widmete, die sie wirklich faszinierend fand. Allmählich war sie in der Lage, ihre Aufmerksamkeit für immer längere Zeit von ihm abzulenken. So wurde ihr klar, dass er sich zwar immer noch nach dem wichtigsten Part in ihrem Leben anfühlte, aber sie nicht vollkommen vereinnahmte. Sie wusste, dass sie irgendwann in der Zukunft liebevoll und ohne Reue auf ihre Zeit mit ihm zurückblicken würde. Sie erwartete nur, dass ihre Emotionen ihr rationales Denken einholten. Und das taten sie schließlich!

WARUM ZWANGSSTÖRUNGEN NICHT MIT HERRKÖMMLICHEN OBSESSIONEN ZU VERWECHSELN SIND

Obsessionen und Zwangsstörungen gehen oftmals Hand in Hand. Der Vollständigkeit halber möchte ich im nächsten Kapitel die Auswirkungen von Zwangsstörungen genauer betrachten und diese gegenüber einer Besessenheit abgrenzen. Zwangsstörungen (OCD) sind eine Form von Angst. Dieser Abschnitt behandelt die Symptome, Ursachen und Behandlungen von Zwangsstörungen.

Überblick

- Zwanghafte Gedanken und zwanghaftes Verhalten sind typisch für Zwangsstörungen.
- Etwa eine von fünfzig Personen leidet an Zwangsstörungen.
- Zur Behandlung von Zwangsstörungen werden häufig kognitive Verhaltenstherapien und Medikamente eingesetzt.
- Wenn du an einer Zwangsstörung leiden solltest, stellst du fest, dass diese sich auf einige Aspekte deines Lebens auswirkt, z. B. auf die Arbeit oder deine Beziehungen.

Was genau sind Zwangsstörungen?

Zwangsstörungen – oder auch *Obsessive-Compulsive Disorder* (OCD) genannt – sind eine Form von Angstzuständen.

Personen, die eine Zwangsstörung haben, leiden unter Obsessionen, problematischen Glaubenssätzen und Zwängen.

Zwangsvorstellungen und Zwänge können zeitaufwändig und beunruhigend sein und das tägliche Leben, Beziehungen oder die Arbeitsfähigkeit erheblich beeinträchtigen.

Obsession

Obsessionen sind irrationale und aufdringliche Gedanken, Triebe oder Visionen, die uns durch den Kopf gehen. Sie treten häufig und regelmäßig auf, sind nur schwer zu steuern und obsessiv.

Sie zu ignorieren ist eher kontraproduktiv, aber die falsche Form der Kontrolle kann ebenfalls Nachteile mit sich bringen. Oft lösen Zwangsvorstellungen extreme Ängste oder Kummer aus.

Zwänge

Zwänge sind geistige oder körperliche Verhaltensweisen, die wir wiederholt ausführen, um die durch die Zwangsvorstellungen verursachte Angst zu lindern.

Vielleicht sind wir uns im Klaren darüber, dass unser Denken und Verhalten problematisch ist, haben aber dennoch Probleme, dem entgegenzuwirken.

Wenn wir einem Zwang nachkommen, ist das Gefühl der Erleichterung in der Regel nur von kurzer Dauer. Dennoch wird die Verknüpfung von Zwangsgedanke und -handlung so verstärkt. Möglicherweise fühlen wir uns dann gezwungen, dem Zwang erneut nachzugehen, um uns besser zu fühlen. Diese Zwangsgedanken können mit der Zeit immer häufiger auftreten oder länger andauern.

Die Gedanken und Rituale können viel Zeit in Anspruch nehmen und das tägliche Leben maßgeblich beeinträchtigen. Die Betroffenen sind sich den Kreisläufen von Zwang und Handlungen dabei nicht zwingend bewusst.

Wenig hilfreiche Dispositionen

- Überschätzung einer potenziellen Bedrohung
- Perfektionismus
- Erhöhtes Verantwortungsbewusstsein
- Unfähigkeit, mit Ungewissheit umzugehen
- Ein Gefühl der Notwendigkeit, Gedanken zu kontrollieren

Diese Überzeugungen weichen je nach Individuum voneinander ab oder können auch innerhalb eines Individuums zeitlich variieren.

Wie weit verbreitet ist OCD?

OCD betrifft etwa einen von fünfzig Menschen und ist bei beiden Geschlechtern gleichermaßen verbreitet.

Zahlreiche Menschen weisen zwanghafte Merkmale auf. Obsessive und zwanghafte Eigenschaften zu besitzen, bedeutet nicht immer, dass wir direkt eine Zwangsstörung haben. Vielleicht bereitet es dir Sorgen, wenn ein Fenster geschlossen oder ein Gerät ausgeschaltet ist, oder du magst es einfach besonders schön und organisiert. Das ist nicht ungewöhnlich. Man sollte sich jedoch dafür entscheiden, Unterstützung zu suchen, wenn Gedanken oder Handlungen das tägliche Leben negativ beeinflussen.

Symptome

Welche sind die verschiedenen OCD-Symptome?

OCD manifestiert sich auf vielfältige Weise. Es wird jedoch angenommen, dass OCD-Symptome oft in eine der folgenden Kategorien fallen:

- Überprüfungssucht
- Symmetrie, Organisieren und zwanghaftes Zählen
- Zwangsgedanken
- Horten
- Panik vor Keimen

Panik vor Keimen
Viele Betroffene fürchten sich panisch vor Krankheitserregern oder Schmutz, etwa durch:

- jemanden umarmen oder ihm die Hand geben
- auf öffentliche oder Gemeinschaftstoiletten gehen
- Türklinken berühren
- Angst vor Tellern, Gläsern oder Besteck
- in Krankenhäuser oder Praxen gehen
- zu jemand anderem nach Hause gehen, und
- Dinge berühren, die geteilt werden - eine Fernbedienung, eine Computertastatur und Geld sind Beispiele dafür.

Das bedeutet, dass wir möglicherweise den ständigen Wunsch verspüren, sicherzustellen, dass etwas sauber und keimfrei ist. Auch dann, wenn es von anderen als extrem sauber bewertet wird. Exzessives Putzen ist eine häufige Folge .

Überprüfungssucht
Die ständige Befürchtung, dass etwas oder jemand verletzt wird, wenn wir nicht ausreichend kontrollieren.

Das umfasst:

- Das Bedürfnis, sicherzustellen, ob das Licht oder ein Gerät (z.B. ein Herd, Bügeleisen etc.) ausgeschaltet ist
- sicherstellen, dass ein Fenster oder eine Tür geschlossen oder verriegelt ist
- Hypochondrie
- Überprüfen, ob Brieftasche, Telefon oder Schlüssel vorhanden sind

Das bedeutet, dass wir uns gezwungen fühlen, etwas häufig und wiederholt zu inspizieren, um sicherzustellen, dass nichts Negatives passiert. Selbst wenn wir uns bewusst sind, dass das irrational ist, werden wir weiterhin die Notwendigkeit verspüren, es zu tun.

Symmetrie, Ordnung und Zählzwang

Ständige Sorge, dass etwas Schreckliches passieren könnte, wenn nicht alles perfekt symmetrisch oder geordnet ist. Das könnte sich zum Zwang entwickeln, die Dinge „genau richtig" anzuordnen.

Typische Zwangshandlungen hierbei sind:

- Organisation der Garderobe.
- Blechdosen im Regal in die gleiche Richtung ausrichten.
- Nur gerade Anzahlen von Gegenständen werden akzeptiert.
- Wiederholtes Zählen bis zu einer bestimmten Ziffer oder über eine regelmäßige Zahlenfolge.
- Bestimmte Wörter werden lautlos wiederholt.

Invasive Gedanken

Dies beschreibt einen unerwünschten Gedanken, Impuls oder eine Vision, die in unseren Geist eindringt und weitgehend unkontrollierbar ist. Die Mehrheit derjenigen, die an OCD leiden, wird wiederkehrende, invasive Gedanken erleben. Zum Beispiel:

- Bilder oder Gedanken, die sexuell beunruhigend sind.
- Außergewöhnliche gewalttätige Visionen, Gefühle oder Triebe, zum Beispiel der Wunsch, jemanden zu erstechen oder vor einen Zug zu springen.
- Anhaltende Sorgen über Beziehungen, Sexualität, die Treue des Partners oder die Möglichkeit, dass eine Beziehung enden wird.
- Einen schwerwiegenden Vorfall beobachten und zu dem Schluss kommen, dass unser eigenes Wirken dafür ursächlich war.
- Religiöse Reflexionen. Zum Beispiel auf die Bedeutung von Religion oder Gedanken, die bestimmten religiösen Überzeugungen widersprechen.

Möglicherweise zögern wir, zwanghafte Gedanken einem Arzt mitzuteilen, insbesondere wenn diese Gedanken darauf ausgerichtet sind, anderen Schaden zuzufügen. Möglicherweise besteht die Angst, abgestempelt zu werden, oder die Furcht davor, eine Gefahr für Andere darzustellen.

Medizinisch geschultes Personal sollte jedoch erkennen, dass invasive Gedanken ein Störungssymptom sein können. Diese ermitteln anhand der Daten die für dich am besten geeignete Form der Unterstützung und Therapie.

Sie dürfen nur dann ohne deine Zustimmung handeln, wenn sie glauben, dass du ein erhebliches Risiko für dich selbst oder für andere darstellst.

Ist das Hören von Stimmen gleichbedeutend mit invasiven Gedanken?

Nein. Beides kann jedoch belastend und schwer zu deuten sein. Wenn wir Stimmen hören, klingt es so, als wäre dies auch für andere hörbar, doch nur wir können sie hören.

Horten

Das Horten kann gelegentlich als Zwangsstörung fehldiagnostiziert werden, abhängig von der Schwere der Symptome. Das Horten wird jedoch für einige Personen als eigenständige Erkrankung identifiziert.

Horten ist ein Zustand, in dem wir Schwierigkeiten haben, Dinge wegzuwerfen (Messie-Syndrom), selbst wenn der Platz knapp wird – oder, wenn die Mehrheit der Menschen die Gegenstände für nutzlos halten würde.

Möglicherweise stellen wir dann fest, dass wir Dinge kaufen, sammeln und lagern, die wir nicht benötigen. Beispiele hierfür sind:

- Die Sorge, dass uns etwas Tragisches geschieht, weil wir einen bestimmten Gegenstand entsorgt haben
- Den Eindruck zu haben, dass eine Sache irgendwann in der Zukunft nützlich sein wird
- eine starke emotionale Bindung zu einem Gegenstand aufzubauen

Die Geschichte von Ben

„Schon früh im Leben wurden mir Routinen bewusst, zu denen ich mich gezwungen fühlte. Das nahm zu, als ich in die Universität kam. Ich verließ unsere WG nicht, es sei denn, ich hatte wiederholt die Schlafzimmertür geöffnet und geschlossen.

Ich wiederholte das so oft, bis ich mich sicher fühlte und fühlte, dass es genug war. Ich informierte einige Leute, aber ich fühlte mich dumm und gedemütigt. Das schadete schon bald meinem Uni-Leben. Die Rituale wurden mit der Zeit immer seltsamer. Ich bemerkte, dass ich immer mehr Zeit damit verbrachte, bis ich endlich zur Ruhe kam. Erst als ich in Therapie ging, besserte mein Zustand sich."

Welche anderen Erkrankungen teilen die Symptome einer Zwangsstörung?

- Körperdysmorphe Störungen
- Kratzen und Ritzen der Hautoberfläche
- An den Haaren ziehen
- Angst vor Erkrankungen
- Horten
- Persönlichkeitsstörungen

Diagnose und Ursachen

Wie wird eine Zwangsstörung diagnostiziert? Die beiden wichtigsten Leitfäden, die von medizinischen Experten zur Diagnose von psychischen Erkrankungen verwendet werden, sind die ICD der Weltgesundheitsorganisation (WHO) und das Diagnose- und Statistikhandbuch (DSM 5) der American Psychiatric Association. Beide werden auch in Deutschland verwendet.

Die Leitfäden erläutern, welche Symptome wie lange vorhanden sein müssen, bevor eine Diagnose gestellt werden kann.

Laut DSM 5 wird OCD diagnostiziert, wenn invasive Gedanken auftreten, die unerwünscht sind.

Wir sind dann anfälliger für Zwänge, die uns beeinträchtigen, obwohl der Zwang dazu dienen kann, Spannungen oder Leiden zu lindern. Obsessionen und Zwänge müssen für eine solche Diagnose zeitaufwändig sein und mehr als eine Stunde pro Tag in Anspruch nehmen. Darüber hinaus müssen sie beträchtliches Leid verursachen.

Die zeitraubenden Kriterien sind der Knackpunkt. Personen, die nicht an Zwangsstörungen leiden, erleben ebenfalls mitunter aufdringliche Gedanken oder sich wiederholende Verhaltensweisen. Sie überprüfen etwa ebenfalls mehrfach, ob ein Gerät ausgeschaltet ist, waschen sich häufig die Hände oder putzen das Haus.

Was ist ursächlich für OCD?

Wir wissen nicht genau, warum jemand eine Zwangsstörung entwickelt. Die folgenden Faktoren scheinen jedoch von Bedeutung zu sein:

- Persönliche Erfahrungen, insbesondere Traumata
- Genetische Faktoren und persönliche Veranlagungen

Obwohl die genaue Ursache einer Zwangsstörung unbekannt ist, kann das Problem meist erfolgreich behandelt werden.

Behandlung

Wie wird eine Zwangsstörung behandelt? Die folgenden evidenzbasierten Behandlungen werden typischerweise zur Behandlung von Zwangsstörungen eingesetzt: Kognitive Verhaltenstherapie (CBT), Exposition und Reaktionsmanagement (ERP) und Medikation.

Kognitive Verhaltenstherapie (CBT)

Ideen, Gefühle und Handlungen spielen alle eine wesentliche Rolle in der kognitiven Verhaltenstherapie (CBT). CBT konzentriert sich eher auf aktuelle Probleme und Schwierigkeiten als auf deren Hintergrund oder die Kindheit. CBT kann dabei helfen, ein besseres Verständnis dafür zu erlangen, wie wir über uns selbst und die Welt denken und wie sich dies auf die eigene Reaktion auf Situationen auswirkt.

Exposition und Reaktionsmanagement (ERP)

Gemäß den NICE-Richtlinien sollte ERP in Verbindung mit CBT verwendet werden. In den folgenden Abschnitten erfährst du mehr über die NICE-Richtlinien erfahren.

ERP ermöglicht es Einzelpersonen, mit Situationen oder Ereignissen fertig zu werden, die Angst oder Furcht bereiten. Mit der Hilfe eines Therapeuten werden die Patienten allem „ausgesetzt⊠, was sie fürchten oder beunruhigt. Darunter fällt etwa das Denken an Schmutz oder Krankheitserreger. So entwickelt der Patient andere Bewältigungsmechanismen für die eigene Angst. Dieser Vorgang wird wiederholt, bis die Sorgen oder Ängste überschaubarer werden.

Medikamentöse Behandlung

Dein Arzt kann dir ein Antidepressivum, etwa einen selektiven Serotoninwiederaufnahmehemmer (SSRI), verschreiben. Diese Medikamente helfen auch bei Zwangsstörungen. Fluoxetin, Fluvoxamin, Paroxetin, Sertralin und Citalopram sind die am häufigsten verschriebenen SSRIs bei Zwangsstörungen.

Wenn dir dein Arzt Medikamente verschreibt, sollte er dir erklären, wie diese wirken und welche Nebenwirkungen auftreten können.

Behandlungsleitlinien

Die Wissenschaftlichen Medizinischen Fachgesellschaften erarbeiten Leitlinien zur Behandlung verschiedener Erkrankungen. Auch hinsichtlich der Zwangsstörung wurde eine solche Leitlinie entwickelt. Empfohlen werden hier schwereabhängig verschiedene Therapieoptionen.

Allen Betroffenen wird eine kognitive Verhaltenstherapie empfohlen, die auch Exposition und Reaktionsmanagement umfasst. Eine Kombination mit selektiven Serotonin-wiederaufnahmehemmern ist bei schwereren Verläufen indiziert. Eine ausschließlich medikamentöse Therapie hingegen sollte nur erwogen werden, wenn eine Psychotherapie abgelehnt wird oder wirkungslos blieb.

Was geschieht, wenn diese Behandlungen unwirksam sind?

Wenn diese Maßnahmen die Symptome nicht lindern, kann der Arzt oder Therapeut zusätzliche Maßnahmen ergreifen. Auch hierfür sehen die Leitlinien ein bestimmtes Vorgehen vor. So wird etwa die Dosissteigerung des SSRIs unter enger ärztlicher Überwachung vorgesehen. Auch die Kombination mit Antipsychotika ist laut Leitlinien bei ausbleibendem Therapieerfolg möglich. Darüber hinaus besteht die Möglichkeit einer stationären Behandlung.

Wie erhalte ich Hilfe und Behandlung?

Vereinbare einen Termin mit deinem Hausarzt, wenn Symptome auftreten. Diese stören deine tägliche Routine und verursachen Stress. Dein Arzt kann die Versorgung mit Medikamenten gewährleisten oder dich an eine Einrichtung weiterleiten, in der du eine Psychotherapie erhalten kannst.

Bei der Besprechung der Behandlungsoptionen wird dein Hausarzt verschiedene Faktoren bewerten – zum Beispiel die folgenden:

Individuelle Ziele und persönliche Vorlieben, genaue Diagnose, eventuelle Begleitsymptome, welche Optionen bereits berücksichtigt wurden oder auch mögliche Vorerkrankungen.

Wie bekomme ich eine Psychotherapie?

Psychotherapien werden durch ärztliche sowie durch psychologische Psychotherapeuten angeboten und von der gesetzlichen Krankenkasse bezahlt. Du kannst entweder direkt eine psychotherapeutische Sprechstunde besuchen oder dich ärztlich in die Psychotherapie überweisen lassen. Achte darauf, dass die niedergelassenen Psychotherapeuten unterschiedliche Verfahren anwenden. Bei Zwangsstörungen wird Verhaltenstherapie empfohlen.

Auf welche Weise kann ich eine Überweisung für einen Psychotherapeuten erhalten?

Falls dein Hausarzt der Ansicht ist, dass die Symptome schwerwiegender sind, wird er dich im Allgemeinen an einen Spezialisten für psychische Gesundheit überweisen.

Ein Psychiater oder Psychotherapeut kann dann eine Beurteilung treffen. Gesundheitsexperten stellen verschiedene Fragen, um festzustellen, wie sich deine Symptome auf dich auswirken.

Wäschst oder duschst du dich zwanghaft? Kontrollierst du dich häufig hinsichtlich deiner alltäglichen Arbeiten? Gibt es eine hartnäckige Vorstellung, die du gerne loswerden würdest, aber nicht ablegen kannst? Nehmen diese Dinge zu viel Zeit in

Anspruch? Geht es dir darum, die Ordnung aufrechtzuerhalten, oder bist du schnell verärgert über Chaos? Inwiefern stören dich diese Probleme?

Was ist, wenn ich mit meiner Behandlung unzufrieden bin?
In diesem Fall solltest du offen mit deinem Arzt oder Therapeuten über andere Behandlungsmöglichkeiten sprechen, eine zweite Meinung einholen oder jemanden beauftragen, der dich beim Gespräch mit deinem Arzt unterstützt. Zudem kannst du dich an einen Patientenberatungs- und Verbindungsdienst wenden, um Unterstützung zu erhalten.

Weitere Informationen zu diesen Möglichkeiten findest du weiter unten.

Alternativen zur Behandlung
Erster Ansprechpartner sollte immer der eigene Arzt sein. Begründe deine Unzufriedenheit und erkundige dich nach alternativen Behandlungen. Informiere deinen Arzt, wenn es eine Behandlungsoption gibt, die du verfolgen möchtest. Ärzte sollten deine Vorlieben berücksichtigen.

Eine zweite Meinung einholen
Dies solltest du evaluieren, wenn du mit deinem Arzt keinen Fortschritt erwarten kannst. Falls du mit deiner Diagnose nicht einverstanden sein solltest, ist dies eine Option. Dein Arzt sollte jedoch deinen Grund für die Einholung einer zweiten Meinung berücksichtigen.

Eine Beschwerde einreichen
Häufig ist es zielführender, dein Anliegen informell zu lösen, indem du zunächst direkt mit dem Anbieter oder Fachmann

sprichst. Erkläre dabei, womit du nicht zufrieden bist, wie die gegenwärtigen Umstände dein Leben beeinflusst haben, und was du vermisst. Wenn ein informeller Dialog die Angelegenheit nicht lösen kann, kannst du noch immer eine formelle Beschwerde einreichen.

Komplikationen und Risiken

Welche Gefahren und Probleme sind mit OCD verbunden? Zwänge können einen erheblichen Teil deiner Zeit in Anspruch nehmen. Sie können sich auf Jobs, persönliche Beziehungen und das Familienleben auswirken. Wenn du beispielsweise ständig etwas überprüfen musst, kann dies Stunden eines jeden Tages in Anspruch nehmen.

Wenn du eine Kontaminationsphobie haben solltest, verwendest du eventuell ein enormes Zeitpensum auf übertriebene Hygiene. Dies kann dein tägliches Leben enorm beeinträchtigen. Regelmäßiges Waschen kann zudem negative Folgen für den Körper haben.

Das Horten kann es unmöglich machen, bequem in deinen eigenen vier Wänden zu leben. Auch Schwierigkeiten mit der Hygiene können hierdurch auftreten. Beispielsweise kann eine zunehmende Unordnung zu Nagetierbefall führen. Unter extremen Umständen kann das Horten von Objekten zu einem Sicherheitsrisiko werden.

Möglicherweise bekommst du aufgrund deiner Zwangsstörung Schwierigkeiten, deinen Wohnsitz zu verlassen oder dich in einer Klinik aufzuhalten. Ein Therapeut kann dir möglicherweise auch Hausbesuche anbieten. Alternativ existieren telefonische Beratungsstellen. Sofern du diese Art von Hilfe benötigen solltest, solltest du deinen Arzt oder Therapeuten konsultieren.

Pfleger, Freunde und Angehörige von Betroffenen sollten die folgenden Zeilen genau lesen. Wie kann ich zur Gesundung des Betroffenen beitragen?

Du solltest fachkundige Hilfe konsultieren, um die Auswirkungen deiner Betreuungsrolle auf deine Gesundheit und die des Betroffenen zu bestimmen. Welche Maßnahmen sind erforderlich? Als pflegender Angehöriger solltest du in Entscheidungen zur Pflegeplanung einbezogen werden. Hierauf hast du jedoch keinen Rechtsanspruch.

Die Aufrechterhaltung einer Beziehung mit jemandem, der dir wichtig ist

Wenn du die Symptome, den Behandlungsplan und die Selbstmanagementfähigkeiten einer Person verstehst, wird es einfacher, zielführend zu helfen. Wende dich an die Verantwortlichen und verlange, dass sie dir diese Informationen offenlegen.

Die Person, die du betreuen musst, hat möglicherweise auch einen Pflegeplan. In diesem Abschnitt wird beschrieben, welche Pflege erfolgt und wer dafür verantwortlich ist. Jeder Pflegeplan sollte eine Krisenstrategie enthalten. Ein Krisenplan enthält Kontaktinformationen, an die sich jemand wenden kann, wenn es erforderlich wird.

HYPNOSE ALS BEHANDLUNGSMETHODE

Nun da du weißt, wie du deine Obsessionen selbst regulieren und in den Griff bekommen kannst, möchte ich noch auf eine Behandlungsmethode eingehen. Für Obsessionen und Zwangsstörungen, die stärker ausgeprägt sind und die man selbst nur schwerlich kontrollieren kann, kann Hypnose wahre Wunder bewirken.

Hypnose zur Behandlung obsessiver und / oder invasiver Gedanken

Fühlst du dich, als ob dein Geist einer kaputten Schallplatte ähnelt, die die gleiche alte Melodie wieder und wieder spielt? Vielleicht sind diese Gedanken auch nicht die positivsten. Sie scheinen plötzlich hereinzuplatzen und zu verharren, stören dein Alltagsleben, versetzen dich in schlechte Laune und beschäftigen sich häufig mit Worst-Case-Szenarien. Im schlimmsten Fall lassen dich die Gedanken an dir zweifeln oder von deinem Weg abkommen. Diese Art des Denkens kann dazu führen, dass sich der Betroffene permanent nervös, gestresst und müde fühlt.

Hast du es satt, das Ziel dieser unerwünschten Gedanken zu sein? Brich aus dem Kreislauf obsessiver Gedanken aus und übernimm die Kontrolle über deine Gedanken!

Wie viele von uns sind Mitglied im Fitnessstudio und wissen, wie wichtig es ist, unseren Körper zu trainieren und unsere Muskeln arbeiten zu lassen? Wie oft können wir jedoch sagen, dass wir unsere mentalen Muskeln spielen lassen, indem wir uns auf stärkende und motivierende Gedanken konzentrieren?

Zu häufig vernachlässigen wir unser mentales Training und als Folge davon können unser Verstand und unsere Emotionen von invasiven oder zwanghaften Gedanken überwuchert und geprägt werden. Diese Gedanken können uns schwächen, unser Selbstvertrauen untergraben und ziemlich frustrierend sein.

Untersuchungen zufolge können wir lernen, obsessive oder aufdringliche Gedanken zu kontrollieren und zu regulieren und unser Gehirn neu zu verdrahten, um eine optimistischere Denkweise zu entwickeln.

Falls wir unter aufdringlichen oder obsessiven Gedanken leiden, die unseren Geist bombardieren und dazu führen, dass wir uns überfordert, ängstlich oder frustriert fühlen, sollten wir professionelle Hilfe in Anspruch nehmen.

Durch ein Sechs-Schritte-Programm kann man dir zielgerichtet dabei helfen, die Kontrolle über deine mentalen Funktionen und deine Gedanken wiederzuerlangen, sodass du dich wieder sicherer und selbstbewusster fühlen kannst.

Die sechs entscheidenden Schritte, um den Kreislauf obsessiver Gedanken zu durchbrechen und die Kontrolle über deine Gedanken zu übernehmen.

Im *Bloom Center For Hypnotherapy* hat man eine Methode entwickelt, um dich dabei zu unterstützen, den Kreislauf des obsessiven Denkens zu durchbrechen und die Kontrolle über deinen Geist zurückzugewinnen. Erreicht wird das durch Hypnose, persönliche Entwicklungsberatung und mit Hilfe von NLP-Methoden.

Schritt 1: Kreiere neue und positive Gedanken
Dies ist die Phase, in der wir eine neue Vorlage für die positiven Gedanken und Verhaltensweisen konstruieren, die wir zukünftig hervorheben möchten. Dies sind gesunde, stärkende Einstellungen und Verhaltensweisen, die uns dazu verhelfen, Selbstvertrauen und Selbstwertgefühl zu entwickeln.

Schritt 2: Gehe den Ursachen für obsessive oder invasive Gedanken auf den Grund - Hypnose & Regressionshypnose
Mittels Regression und Hypnose werden wir die Quelle deiner aufdringlichen oder obsessiven Gedanken aufdecken. Wir suchen nach dem Ursprung bzw. der Ursache deiner Gedanken und inneren Konflikte, die zu obsessivem oder invasivem Denken beitragen können. Dabei berücksichtigen wir alle einschränkenden Vorstellungen, die uns dabei behindern, das Leben zu meistern. Haben wir diese Erkenntnisse gewonnen, haben wir bereits die halbe Miete erreicht: Wir haben dann die Ursachen gefunden und können nun zielgerichtet an ihnen arbeiten.

Wissen allein reicht jedoch nicht aus. Um unsere Erkenntnisse effektiv zu nutzen, müssen wir neue Tools und Techniken anwenden. Diese Techniken und Strategien werden dir dabei helfen, unproduktive Ideen durch nützliche Gedanken und Verhaltensweisen zu ersetzen. So lernst du, deine emotionalen Bedürfnisse adäquat zu befriedigen. Darüber hinaus lernst du, mit unvorhergesehenen Problemen, die im Leben auftreten, auf eine konstruktive Weise umzugehen, anstatt in einer Abwärtsspirale unproduktiven Denkens gefangen zu bleiben.

Schritt 3: Die Integration innovativer und einfallsreicher Strategien und Werkzeuge für proaktive Gedanken und Verhaltensweisen

Das ist der Prozess, bei dem wir eine Reihe von maßgeschneiderten Techniken und Bewältigungsmechanismen anwenden, welche es dir ermöglichen, einen optimalen mentalen Zustand zu erlangen oder zu stärken. Dieser mentale Zustand umfasst die optimale Bewältigung von Stress und die Verarbeitung und gesunde Transformation deiner Emotionen. Darüber hinaus untersuchen wir deine Fähigkeit, mit Stresssituationen umzugehen und diese zu kanalisieren.

Schritt 4: Die Auslöser ins Visier nehmen

Nun werden deine Denkprozesse analysiert und die Auslöser identifiziert, welche obsessive oder aufdringliche Gedanken erzeugen oder hervorrufen. Hierbei kommen NLP-Methoden ebenso zum Einsatz wie Hypnotherapie. Das Ziel dieser Stufe besteht nicht darin, die tieferen Ursachen der Störung ausfindig zu machen – das wurde schließlich bereits im ersten Schritt erledigt. Es geht vielmehr darum, konkrete Auslöser ausfindig zu machen: In welchen Situationen zeigen sich die Zwänge? Was denkst du dann? Welche Bilder steigen dann auf? Wie sprichst du mit dir selbst?

Schritt 5: Die Entwicklung von Selbstbewusstsein und das bewusste Lenken deiner Gedanken zur Schaffung eines positiven Mindsets

Um einen optimalen mentalen Zustand zu erreichen, müssen wir die Selbstwahrnehmung unserer eigenen Gedanken kultivieren. Dir werden nun die notwendigen Fähigkeiten und Aktivitäten vermittelt, um deine Ideen, Gefühle und Gedanken wahrzunehmen und anzupassen. Mit diesen Fähigkeiten ist es dir ab sofort möglich, deine Gedanken zu kontrollieren und durch positivere zu ersetzen, sodass du endlich damit beginnen kannst, in einer optimistischen Denkweise zu „leben".

Schritt 6: Die Neuprogrammierung deines Gehirns für ein erfolgreiches Durchbrechen des bisherigen Teufelskreises

Stelle dir dein Gehirn als eine CD vor. Die Informationen, die zum Ausführen der Aufgabe auf der CD erforderlich sind, liegen in der CD. Der Player wird von ihr angewiesen, bestimmten Mustern zu folgen, um sie zu lesen. Dein Gehirn agiert dabei analog zur CD. Im Laufe der Zeit wird jedes Konzept, Muster oder Verhalten, auf das wir uns einlassen, in die neuronalen Schaltkreise unseres Gehirns eingebrannt. Das ist die Methode unseres Gehirns, unsere Effizienz zu steigern. Denken wir also darüber nach, wie wir zum ersten Mal Autofahren lernten. Wir waren uns der Position unseres Fußes auf dem Pedal so bewusst, dass wir aufrecht saßen und wachsam blieben – und alles wahrnahmen, was um uns herum vor sich ging. Wir hätten während der Fahrt unmöglich ein Gespräch führen oder einen Kaffee trinken können. Diese neuen Fähigkeiten wurden durch konsequentes praktisches Üben in dein Gehirn eingebrannt und damit zu einem natürlichen Bewegungsablauf. Inzwischen kannst du während der Fahrt problemlos ein Gespräch führen oder dich in Gedanken verlieren.

Es kann beruhigend sein, zu wissen, dass produktive und nützliche Verhaltensweisen leicht zugänglich sind, da sie in unserem Gehirn fest verdrahtet sind.

Doch auch negative und unproduktive Muster werden gespeichert und automatisieren sich. Die Forschung hat jedoch gezeigt, dass es durchaus möglich ist, sich aus derartigen Mustern zu lösen und neue kognitive Abläufe zu etablieren.

Erreicht werden kann das, indem wir uns unserer Denkmuster bewusst werden und aktiv daran arbeiten, sie zu verändern. Wir können unser Gehirn erfolgreich auf diese neue Funktionsweise umprogrammieren – doch es bedarf einiger Übung.

Der vorgestellte sechsstufige Ansatz gewährleistet, dass du die Unterstützung bekommst, die du benötigst, um das Muster zwanghafter oder invasiver Gedanken dauerhaft zu stoppen. Die Tools, das Coaching zur Persönlichkeitsentwicklung und die Hypnotherapie-Sitzungen, die du erhältst, werden dir dabei helfen, von nun an selbstbewusst zu denken, zu fühlen und gleichzeitig dein emotionales Wohlbefinden verbessern.

Warum diese Methode für dich geeignet ist: Die Wissenschaft hinter der Behandlung

Die Forschung von Dr. Jeffrey Schwartz, auf dessen Erkenntnissen das Programm basiert, zeigen deutlich, dass auch OCD-Gehirne sich umprogrammieren lassen. PET-Scans (Positronen-Emissions-Tomographie) weisen darauf hin, dass Patienten mit Zwangsstörungen hyperaktive Bereiche ihres Gehirns haben. Es ist, als ob das Gehirn einer OCD-Person in einem permanenten Sorgenkreislauf gefangen wäre, der sich immer wieder dreht und es niemals erlaubt, der Angst und den quälenden Gedanken zu entkommen. Dr. Schwartz demonstrierte, dass eine Person mit OCD ihr Gehirn erfolgreich umgestalten und den Sorgenkreislauf, der an einen

Belohnungsmechanismus gebunden war, mit der von ihm entwickelten sechsstufigen Technik neu justieren konnte.

Hypnotherapie kann dir dazu verhelfen, die Kontrolle über deine negativen und obsessiven Gedanken zu bekommen

Angst ist die fundamentale Grundlage einer jeden Zwangsstörung.

Typischerweise beginnt eine Zwangsstörung mit einer Folge von lästigen und aufdringlichen Gedanken oder Bildern. Dazu gehören Sorgen, Fehler zu machen, jemandem schaden zu wollen, Krankheiten, eingebildete Gefahren, die Angst vor Ansteckung, die Angst vor Kontrollverlust, die Sorge und die Angst vor allem anderen, dass dir Schmerzen bereiten könnte.

Diese Ideen werden durch bestimmte Auslöser hervorgerufen, etwa durch körperlichen Schmerz, der dich glauben lässt, schwer erkrankt zu sein. Dieses Denkmuster – Schmerz und Krankheitsangst – wiederholt sich selbst bei kleinsten Beschwerden, bis du den Arzt aufsuchst, um dir bestätigen zu lassen, dass du körperlich gesund bist.

Obsessive Ideen können den Geist infiltrieren und dich dazu zwingen, aus dem Bett zu steigen und zu überprüfen, ob alle Türen geschlossen sind und der Herd wirklich ausgeschaltet ist. Die beiden kurzen Beispiele zeigen, wie obsessives Denken dabei mit zwanghaftem Verhalten verbunden ist.

Die Verbindung zwischen Sorge und zwanghaftem Denken. Sorge ist die ängstliche Erwartung eines negativen Ereignisses. Im Laufe der Zeit hat die Sorge den Menschen geholfen, ihre Aufmerksamkeit auf Probleme zu richten, die erfolgreich gelöst werden können. Auf diese Weise hilft uns die Sorge, die Schwierigkeiten des täglichen Lebens zu überwinden.

Manchmal artet Sorge jedoch aus und ist nicht mehr produktiv – wir grübeln, sind gefangen in Problemen und kommen niemals zu einer Lösung.

Wenn derartig Besorgte keine Lösung erkennen können und nicht bereit sind, die Fakten der Situation zu akzeptieren, wird dies als ungesunde Sorge bezeichnet. Diese Form der Sorge, auch Zwangsdenken genannt, macht einen beträchtlichen Teil des OCD-Problems aus. "Obsessives Denken" bezieht sich auf die Unfähigkeit, die Kontrolle über wiederkehrende verstörende Ideen und Bilder zurückzugewinnen.

Die potentiellen Schäden überhandnehmender Ängste

Krankhafte Sorgen können belastende Emotionen verstärken und verlängern, was zu Angst und zusätzlicher Sorge führt. Wenn du das Gefühl haben solltest, die Kontrolle verloren zu haben, wirst du wahrscheinlich versuchen, den Zwangsgedanken nachzugeben, um sie zu kontrollieren – was jedoch nicht funktioniert.

Jedes Mal, wenn dich aufdringliche, belastende Gedanken plagen, haben die Zwangshandlungen das Potenzial, zu Ritualen zu werden. Der Prozess schraubt sich dann in einen endlosen Kreis zwanghafter Gedanken und zwanghafter Verhaltensweisen auf der Suche nach Erleichterung, die bestenfalls vorübergehend ist.

Die Versuche, diesen Gedanken entgegenzutreten

Zwangsgedanken zu kontrollieren kann extrem herausfordernd sein, falls du für obsessive Denkmuster prädisponiert sein solltest. Vielleicht warst du bereits versucht, Gedanken aus deinem Kopf zu vertreiben, und hast dies sogar geschafft – aber nur für ein paar Minuten.

Tatsächlich zeigt die Forschung, dass die Forcierungstechnik praktisch nie funktioniert und obsessive Denkgewohnheiten tatsächlich sogar verschlimmern kann.

Der Geist ist in das Bewusstsein und das Unterbewusstsein unterteilt, die beide einen Einfluss auf das Bewusstsein haben. Die beunruhigenden Gedanken des Unterbewusstseins überschwemmen das Bewusstsein und beeinflussen das Verhalten.

Das Problem dabei ist, dass du und dein Bewusstsein unsicher sind, ob du mit diesen Gedanken fortfahren solltest. Nur ein voll entwickelter Geist und eine neue Perspektive werden dich in die Lage versetzen, dieses Hindernis zu überwinden.

Auf welche Weise die Hypnotherapie dir Erleichterung verschaffen kann.

- Hypnose ermöglicht dem Therapeuten den Zugang zum Unterbewusstsein und lässt ihn deine obsessiven Gedanken beseitigen.
- Hypnotherapie hilft dir, die negative Denkweise des Unterbewusstseins zu ändern und durch positive Empfehlungen des Therapeuten zu ersetzen.
- Ein professioneller Therapeut wird dich zunächst untersuchen, um die zugrunde liegende Ursache des Problems zu bestimmen, und dann mit dir zusammen daran arbeiten, deine Einstellung und deine Reaktionen in Situationen, die Zwangsgedanken hervorrufen können, zu ändern.

Hypnotherapie ist eine schnell wirkende Technik, die bei Zwangsstörungen sehr empfohlen wird. Sie kann ein langfristiges Heilmittel für Zwangsgedanken sein, die drohen, die Kontrolle über dein Leben zu übernehmen.

DEIN INNERES SELBST

„Jeder Mensch ist eine verkleidete Gottheit, ein getarnter Gott."
Ralph Waldo Emerson

Im Laufe der Geschichte wurde das höhere Selbst verschiedentlich als inneres Selbst, Seele, Christus-Bewusstsein, Buddha-Natur und als Geist bezeichnet. Welchen Namen wir auch immer für diesen wesentlichen inneren Kern verwenden: Es beschreibt unsere göttlichste Essenz. Trotz unserer Vertrautheit mit diesen Begriffen haben viele von uns Schwierigkeiten, das höhere Selbst und seine Funktion in unserem Leben zu verstehen. Mit anderen Worten: Wie können wir dieses Thema von einem abstrakten intellektuellen Konzept in eine greifbare Emotion übersetzen?

Was ist das Konzept des höheren Selbst?

Deine wahre Natur wird durch dein höheres Selbst ausgedrückt: Es beschreibt dein intelligentes, bedingungslos liebendes, kreatives, ganzheitliches und unsterbliches inneres Zentrum. Wir alle haben unbewusst eine gewisse Verbindung damit. Wir verstehen, dass etwas Mystisches, etwas Heiliges uns innewohnt. Was jedoch nur wenige von uns erkennen, ist, dass unser höheres Selbst unsere konditionierten Ängste, einschränkenden Überzeugungen, Traumata und Ego-Fixierungen vollständig transzendiert. Es ist eine Darstellung unseres realsten Seins, mit dem wir den Kontakt in der modernen Welt verloren haben. Während unser höheres Selbst völlig frei ist, kann das begrenzte Ego uns blockieren, ersticken und verleugnen.

Erkenne die „Vorteile“ deines höheren Selbst

Im Folgenden sind einige der Vorteile der Wiederentdeckung deiner wahren Natur aufgelistet. Vorübergehende oder permanente Transformationen deines Seins:

- Signifikant reduziertes oder beseitigtes Angstempfinden
- Verringerte oder beseitigte Depressionen
- Empfänglichkeit und Offenheit für das Leben
- Fantasie und Inspiration
- Steigerung der intuitiven Fähigkeiten und spirituellen Gaben
- Toleranz und Nachsichtigkeit
- Verlust der Angst vor dem Tod
- Eine mystische Perspektive auf das Leben
- Eine unerschütterliche Liebe zu sich selbst und anderen

Diese „Vorteile“ sind nur ein Tropfen auf den heißen Stein in Bezug auf das Erleben deines höheren Selbst! Wir alle erleben aufgrund der einzigartigen und intimen Natur der Erfahrung die Vorteile in unterschiedlichem Maße.

Wie du eine Verbindung mit deinem höheren Selbst herstellst

Das göttliche Selbst oder auch das höhere Selbst ist ein Glaube, der von Hindus und Anhängern des New-Age-Denkens geteilt wird. Nach diesen Überzeugungen ist das Göttliche Selbst das Selbst, das auf einer höheren Ebene als die Seele existiert: Etwas, das in jedem Menschen vorhanden ist, der jemals geboren wurde. Es ist die wahre Essenz, die in dir wohnt, die Quelle allen Lichts und Lebens in dir und dein Sinn des Lebens.

Dein höheres Selbst treibt dich voran und inspiriert dich zu Großem. Der spirituelle Pfad des Lichts der Seele, im Zentrum deines Inneren, bahnt sich einen Weg zur Inkarnation. Dies ist etwas beständig Präsentes, seit du in diesem Leben oder in früheren Leben existiert hast. Es wird angenommen, dass der Körper, in dem wir leben, lediglich ein Vehikel für unser höheres Selbst ist.

Wenn du jemals in deinem Leben auf Synchronitäten gestoßen sein solltest, etwa Zufälle, die zu seltsam sind, um zufällig zu sein, stehst du möglicherweise kurz davor, dich mit deinem höheren Selbst zu verbinden.

Nach denselben Überzeugungen ist die Seele eng mit der Persönlichkeit verbunden und dient als Kanal zwischen dem Individuum und seinem göttlichen Selbst – bis es sein göttliches Selbst als das, was es ist, erfahren und erkennen kann.

Wie du mit deinem höheren Selbst kommunizierst

Wenn du dich mit deinem höheren Selbst verbindest, hast du die Chance, ein besseres Verständnis für Ruhe, Harmonie und Erleuchtung zu erlangen. Darüber hinaus behaupten Gläubige, dass sie sich leichter von den Ablenkungen der physischen Welt zurückziehen und sich im Licht der Liebe und der Kraft des höheren Selbst regenerieren können. Sie erkennen außerdem limitierende Illusionen und Wünsche, die sie gefangen nehmen und von einem erfüllten Leben abhalten.

Das höhere Selbst versucht ständig, mit dir zu kommunizieren, indem es dir eine höhere Kraft, Erleuchtung,

Liebe und Weisheit sendet. Es will dir helfen, tiefere Formen, Gedanken, Gefühle und Ereignisse in dein tägliches Leben zu integrieren. Das Göttliche Selbst ist intelligent, es ist allwissend und zeigt dir ständig eine einfachere, bessere und angenehmere Art zu leben.

Aufgrund dieser Faktoren erfordert die Kontaktaufnahme mit deinem göttlichen Selbst keine große Willenskraft. Alles, was erforderlich ist, ist, den Wunsch zu haben und offen zu bleiben – offen für alle Geschenke des Bewusstseins, die dich erwarten, wenn du dich mit diesem höheren Selbst verbindest.

Die folgenden Ansätze und Techniken können dir bei der Verbindung mit deinem höheren Selbst behilflich sein:

1. Setze dich ruhig und bequem hin

Suche dir eine friedliche, ruhige Umgebung. Setze dir das Ziel, dich mit deinem höheren Selbst zu verbinden. Öffne dich und empfange all die positive Energie, Liebe, Inspiration sowie die Gabe des Bewusstseins dafür. Die Bedeutung der Stille kann hierbei nicht genug betont werden, da die Verbindung mit dem höheren Selbst den Geist und den physischen Körper verdrängt.

Beseitige jegliche Störquellen aus deiner Umgebung. Wenn du das Gefühl haben solltest, dass du beim ersten Mal keine Verbindung herstellen konntest, mache dir keine Sorgen! Deine feste Absicht, dich mit deinem Bewusstsein des höheren Selbst zu verbinden, sowie deine Offenheit dafür sind alles, was erforderlich ist. Mit der Zeit wird es dir gelingen, Kontakt herzustellen und Führung, Energie und Inspiration zu erlangen. Das ist jederzeit und überall möglich.

2. Mache dich mit dem Gesicht deines höheren Selbst vertraut
Wie sieht dein inneres Selbst aus? Vielleicht möchtest du Visualisierungen oder Selbsthypnose verwenden. Obwohl dein höheres Selbst alle Namen und Formen transzendiert, ist es vorteilhaft, eine visuelle Darstellung zu entwickeln, um dich dabei zu unterstützen, es zu verstehen.

3. Wie fühlt sich der Kontakt mit deinem höheren Selbst an?
Welche Empfindungen kommen zum Beispiel während einer mystischen Begegnung oder eines spontanen Kontakts mit diesem tieferen Aspekt von dir auf? Wie fühlen sich Brust, Bauch, Kopf und Körper dabei an? Bei der Beantwortung dieser Fragen kannst du dich auf deine Intuition verlassen. Als Stimme deiner Seele ermöglicht deine Intuition direkten Zugang zu diesem zeitlosen Element von dir. Achte darauf, auf welche Weise deine Intuition zu dir spricht. Ist es ein sanftes Rauschen? Vielleicht ist es ein inneres Gefühl von Frieden, Ruhe, Mitgefühl oder tiefgreifendem Wissen.

4. Kommuniziere mit deinem höheren Selbst
Wenn du bereit bist, bitte um Richtung, Einsicht oder eine Antwort. Das kann sowohl laut als auch leise im Kopf geschehen. Das höhere Selbst kommuniziert in Augenblicken der Stille und kann viel von seiner Weisheit, Stärke und Liebe offenbaren. Sei offen dafür, auf die Führung deines höheren Selbst zu hören – es hat die Kraft, dein Leben nachhaltig zu verändern. Achte auf alle neuen Gedanken, die in diesen Momenten der Ruhe entstehen, in denen du dein göttliches Selbst rufst. So gelangst du zu einem Mehr an Kraft, Liebe, Weisheit, Führung, Erfüllung, spirituellem Wachstum und Intellekt. Erlaube deinem höheren Selbst, dein engster Begleiter zu werden.

5. **Welche Botschaft(en) möchte dein höheres Selbst dir geben?**

Du kannst dich dafür entscheiden, automatisches Schreiben, Traumdeutung oder sogar Tarotkarten zu nutzen, um die Botschaften deines höheren Selbst zu verstehen. Darüber hinaus kannst du dein Körperbewusstsein steigern und die innere Achtsamkeit nutzen, um dich perfekt auf den gegenwärtigen Moment zu fokussieren. Meditation ist eine weitere effektive Methode, um eine Verbindung zu erreichen.

6. **Gestatte es deinen Gedanken, zu fließen**

Beseitige alle negativen Gedanken und stelle dir dich selbst als unbegrenzte Intelligenz, bedingungslose Liebe und allwissende Weisheit vor. Werde dir des ständig in dir präsenten „Ich" bewusst, das dein reines Bewusstsein verkörpert.

Bringe deinen Geist in einen Zustand der Ruhe, in dem du nichts zu tun oder zu denken hast – auch, wenn es nur für einen kurzen Moment möglich ist. Erlaube allen Gedanken über die äußere Welt, an dir vorbeizuziehen, und wende dich nach innen. Lade dein höheres Selbst dazu ein, dich zu vereinnahmen. Du kannst diese Verbindung noch intensiver werden lassen, indem du dir die Absicht setzt, alle Gedanken oder Überzeugungen loszulassen, welche deinen Empfang der Gaben deines Göttlichen Selbst behindern könnten.

7. **Sei empfänglich**

Anschließend nimmst du möglicherweise eine innere Botschaft wahr, die sich anfühlt, als ob du mit dir selbst kommunizierst. Das ist vollkommen natürlich. Kontakt kann sich unter anderem als Energieeffekt, als ein Gefühl der Ruhe oder als tiefe Erleuchtung manifestieren. Es ist in Ordnung, wenn du noch keine Erleuchtung bemerkst. Der Kontakt mit deinem höheren Selbst wurde allein durch deine Kontaktabsicht vereinfacht. So hast du dir den ersten Zugang zu neuem Wissen, zusätzlicher Energie oder Inspiration geebnet. Diese Qualitäten werden sich zum jeweils optimalen Zeitpunkt manifestieren.

Viel Zeit musst du für diese Selbsttherapie indes nicht aufwenden. In der Praxis sind mehrere zehn- oder zwanzigsekündige Meditationsintervalle, die über den Tag verteilt werden, bereits ausreichend. Sogar während eines hektischen Tages kannst du für einige Momente innezuhalten, um ruhig zu verharren und dabei um Energie oder Weisheit zu bitten. So stärkst du die Verbindung mit deinem höheren Selbst.

8. Plane täglich Zeit für Ruhe und Reflexion ein

Beginne mit einem täglichen Minimum von zehn Minuten. Du kannst diese Zeit nutzen, um zu meditieren oder die Schönheit der Natur und des Seins in dich aufzunehmen. Welche Emotionen oder Gedanken erlebst du in diesem Moment? Du kannst sie in einem Tagebuch festhalten.

9. Bestimme, was du aufgeben oder loslassen kannst.

Einer der Hauptgründe, warum wir Schwierigkeiten haben, uns mit unserem höheren Selbst zu verbinden, ist eine übermäßige mentale Last auf unseren Schultern. Was muss aufgegeben oder aus unserem Leben eliminiert werden? Wie kannst du deine Praxis des Loslassens verbessern? Selbstbeobachtung und Reflexion der Überzeugungen, Werte, Annahmen und Bedingungen helfen uns dabei, Klarheit darüber zu erlangen.

10. Was kannst du in Bezug auf Selbstakzeptanz und Liebe tun, um deinen Selbstwert und die Wertschätzung anderer zu steigern?

Dein Herz wird durch Liebe zugänglich und ist ein direkter Kanal zu deiner Seele. Was könnte eine wirkungsvollere Methode sein, um deine wahre Natur wiederzuentdecken? Je mehr Liebe du fühlst, desto intensiver wird das Leben und desto vollständiger kannst du dein höheres Selbst verkörpern. Selbstliebe ist eine entscheidende Komponente, um deine wahre Natur zu erfahren. Bedenke Folgendes: „Was in mir erfordert gerade jetzt die liebevolle Umarmung des Mitgefühls und der Selbstvergebung?"

11. Übe einen Tag lang Gleichgültigkeit („Flow").

Erlaube dir, dich natürlich zu entfalten, einschließlich deiner Gedanken, Gefühle und äußeren Empfindungen. Gib dir mindestens einen Tag Zeit dafür. Was sind deine Gefühle dabei? Gleichgültigkeit bedeutet nicht, schwach zu sein (es ist notwendig, Grenzen zu setzen und nein zu sagen). Vielmehr ist es eine Lebensweise. Sie respektiert die Realität – je mehr wir mit der Realität in Verbindung stehen, desto einfacher ist es, uns mit unserem höheren Selbst zu verbinden.

12. Mache dich damit vertraut, wer (oder was) dich spirituell leitet.

Eine spirituelle Führung hilft uns, uns mit der uns innewohnenden Wahrheit, unserem Mut, unserer Weisheit und unserer Liebe zu verbinden. Es macht hierbei keinen Unterschied, ob wir tatsächliche Energien oder abstrakte Archetypen für unsere spirituellen Leiter halten. Sie können uns helfen, uns mit unserem höheren Selbst zu verbinden, indem sie uns dazu führen, wiederzuentdecken, was uns ausmacht.

13. Finde das Zuhause deiner Seele
Jeder von uns hat mindestens einen Seelenort auf der Erde. Ein Seelenort ist ein einzigartiger Ort oder ein Platz, an dem wir ein Gefühl der Zugehörigkeit und der energetischen Erfrischung spüren. Durch die Beruhigung und Verlangsamung unseres Nervensystems und durch die Anwendung von Achtsamkeit wird das Finden unseres Seelenraums eine entscheidende Hilfe sein.

14. Experimentiere mit deinem Spiegelbild.
Was spürst du, wenn du dir im Spiegel selbst in die Augen blickst und die Gegenwart deiner Seele wahrnimmst? Was begegnet dir? Tatsächlich dienen die Augen als Fenster in die Seele. Überlege dir, wie du die Stimmen der Selbstverurteilung, die sich erheben, sanft überwinden kannst. Das ist eine hochwirksame und praktische Methode der Wiederverbindung mit deinem höheren Selbst.

15. Schaffe ein Bewusstsein für den Moment
Das Erwachen deiner wahren Natur kann nur (und immer) im gegenwärtigen Moment stattfinden. Dies ist das Geheimnis, das durch alte Traditionen und spirituelle Lehren übermittelt wird: Das Paradies wohnt dir inne und das Himmelreich ist jetzt.

Das Hindernis, auf das wir stoßen, ist der Geist, der ständig herumhuscht und versucht, uns an einen fernen Ort in der Zukunft zu transportieren. Die Pracht und das ultimative Gefühl des Lebens bestehen jedoch darin, dass wir nicht nach etwas Zukünftigem streben müssen – denn es steckt bereits tief in uns!

Leider fällt es den meisten von uns schwer, diese grundlegende, aber wesentliche Realität zu akzeptieren.

Unser Geist hat einen so starken Einfluss auf uns, dass wir kaum zwei Sekunden lang bewegungslos bleiben können, ohne uns zu winden und zu versuchen, unsere Gefühle zur Seite zu schieben. Deshalb ist es wichtig, Spiritualität und Psychologie zu verbinden. Wir brauchen Psychologie, um uns dabei zu helfen, unsere inneren Knoten zu entwirren, und Spiritualität, um den Geist zu befreien.

Etabliere eine tägliche Meditationspraxis, um mit deinem höheren Selbst zu kommunizieren. Untersuche mehrere Meditationstechniken (wie bewusstes Atmen, offenes Bewusstsein und Selbsterkenntnis) und bestimme, welche am besten funktionieren. Gelegentlich ist eine Kombination von verschiedenen Strategien am effektivsten. Wenn du Hilfe brauchst, kannst du auf ein kostenloses Meditationstool wie *Calm*, *Headspace* oder *InsightTimer* zurückgreifen.

16. Nutze Yoga, um deine Verbindung zu stärken

Yoga ist ein ausgezeichneter Ansatz, um dich mit deinem Inneren zu verbinden und Ausgeglichenheit zu entwickeln. Regelmäßige Yogapraxis ermöglicht es dir, den ganzen Tag über einen klaren mentalen Zustand zu bewahren und dich damit weiterzuentwickeln. Obwohl das Praktizieren von Yoga nicht garantiert zu spirituellem Erwachen führt, kann es als Technik verwendet werden, um eine Verbindung mit deinem spirituellen Selbst zu vereinfachen.

Durch Meditation ins Innere Selbst vordringen

Das Leben ist eine Erzählung, die wir mit den Gedanken, Empfindungen und Emotionen erschaffen, denen wir in jedem Augenblick begegnen. Nichtsdestotrotz verbringen wir den größten Teil unseres Lebens damit, uns mit unseren Erinnerungen an die Vergangenheit und unseren Erwartungen für die Zukunft zu beschäftigen. Wir erleben selten die Reinheit des gegenwärtigen Augenblicks. Diese tief verwurzelten Erinnerungen und Zukunftserwartungen, die wir mit uns herumtragen, tragen zu unserem täglichen Stress bei. Tatsächlich ist der durchschnittliche Mensch eine Ansammlung konditionierter Reflexe und Reize, die ständig durch äußere Impulse ausgelöst werden. Oft sind die Bedingungen nur das Auf und Ab des täglichen Lebens. Es gibt jedoch Zeiten in unserem Leben, in denen sich die Verantwortung, der Druck, die Enttäuschungen und die Ängste ziemlich überwältigend anfühlen können.

Manche Menschen finden sich in toxischen Beziehungen wieder, die unerwartet enden. Andere erkennen, dass sie ihre Rechnungen nicht mehr bezahlen können, und manchmal werfen uns Krankheiten aus der Bahn.

Wir haben uns häufig über unsere Rollen in bestimmten Beziehungen oder Beschäftigungen definiert. „Ich bin Mutter", „Ich bin Ehefrau", „Ich bin Managerin", „Ich bin Vizepräsidentin" und so weiter. Wenn diese Rollen und Teile unseres Lebens – auf die wir uns so lange verlassen haben, um uns selbst zu definieren und uns Selbstwertgefühl zu verleihen – unseren Anforderungen nicht mehr genügen, können wir ein Gefühl von Verlust, Leere oder Verwirrung empfinden.

Glücklicherweise gibt es eine uralte Methode, um auch in diesen Situationen eine Verbindung zu unserem inneren Selbst herzustellen: Meditation. Im Rahmen der Meditation können wir zur Einsicht gelangen, nicht mit unseren Wünschen und

Erinnerungen identisch zu sein. Obwohl diese Wunsch- und Erinnerungsmuster das Medium sind, durch das wir empfinden, sind wir mehr als sie. Wir sind der Denker, der denkt, der Beobachter, der beobachtet, der Fluss der Aufmerksamkeit und der grenzenlose Ozean des Bewusstseins. Durch Meditation stellen wir nach und nach Frieden, Freude und Liebe in unserer Seele wieder her und entdecken dabei unser inneres Selbst wieder, das niemals wirklich verloren gehen kann.

Im Rahmen dessen erlangen wir Ruhe und Zufriedenheit zurück – auch in schwierigen Situationen. Von diesem Punkt an können wir ein Leben voller Glück, Harmonie, Ausgeglichenheit und Ruhe genießen.

Im Laufe der Jahre habe ich viele Menschen kennengelernt, die das Meditieren nach monate- oder jahrelanger Praxis aufgegeben hatten. Manche verspürten einfach kein Bedürfnis mehr danach. Andere hatten einen neuen Job begonnen und wollten diesem ihre Zeit widmen. Einige haben außerdem angeführt, dass sie keine Verbesserungen bemerkt hatten. Sie waren unruhig und hatten diese Unruhe als Hindernis verstanden. Tatsächlich jedoch ist das alles Teil des Prozesses der Selbstfindung.

Soll sagen: Einfach beginnen und dann dranbleiben!

Wie wird denn nun eigentlich meditiert?

Wir alle befinden uns in einem ständigen mentalen Dialog, in dem Gedanke auf Gedanke folgt. Die buddhistische Psychologie spricht hier von Samskara, von mentalen Bahnen, in denen unsere Gedanken verlaufen. Unsere Samskaras werden aus unseren Erinnerungen gebildet und können uns immer wieder dazu zwingen, auf die gleiche begrenzte Weise zu reagieren.

Die meisten Individuen konstruieren ihre Identität basierend auf Samskara, ohne es überhaupt zu verstehen.

Wir unterbrechen die unbewusste Entwicklung von Ideen und Emotionen während der Meditation, indem wir unsere Aufmerksamkeit auf ein neues Objekt konzentrieren, sei es ein Mantra, unser Atem oder ein Bild.

Festgefahrene Emotionen können gelöst werden und unser wahres Selbst, das nicht durch Wut oder Angst begrenzt ist, kann durch Meditation wiederentdeckt werden. Meditation bringt uns zurück zur Ruhe des Bewusstseins des gegenwärtigen Augenblicks. Sie vermittelt ein Gefühl tiefer Entspannung, das Müdigkeit und langanhaltende Stressfaktoren vertreibt und ⊠ wie unzählige Studien belegen ⊠ die körperliche und geistige Heilung fördert. Zu den Vorteilen der Meditation gehören die folgenden:

- verringerter Blutdruck und Bluthochdruck
- verringerte Herzfrequenz
- verringerter Cholesterinspiegel
- verminderte Produktion von "Stresshormonen" wie Cortisol und Adrenalin
- erhöhte Sauerstoffverwertung durch den Körper
- erhöhte Produktion des Anti-Aging-Hormons DHEA
- verbesserte Immunfunktion

Abgesehen von diesen erheblichen gesundheitlichen Vorteilen ist das größte Geschenk der Meditation das Gefühl der Gelassenheit und des inneren Friedens.

Mit konsequenter Praxis beginnt das weite Bewusstsein, in das wir während der Meditation eintreten, unser Leben außerhalb der Meditationssitzungen zu durchdringen. Wir werden kurze Freudenausbrüche erleben und bemerken, dass Gefühle des Wohlbefindens uns regelrecht überfluten. Wir werden auch eine Zunahme unseres Antriebs und ein Gefühl von Liebe und Ruhe in unserem Herzen bemerken. Gedanken, Handlungen und Reaktionen werden von Mitgefühl und Achtsamkeit durchdrungen. All das sind Anzeichen dafür, dass wir in Harmonie mit unserem echten spirituellen Selbst leben, was zu einer größeren Wertschätzung und Kenntnis der göttlichen Qualität der Existenz führt.

Eine ayurvedische Praxis für innere Ruhe

Die *Primordial Sound Meditation* ist eine hochwirksame Meditationstechnik, die Tausende von Jahren bis in das alte vedische Erbe Indiens zurückreicht. Es wird behauptet, dass die ayurvedischen Weisen durch sie in der Lage waren, in unglaublich tiefe Konzentrationsstufen einzutreten, die ganz neue Erfahrungswelten aufschlossen: Sie sollen die zarten Vibrationen gehört haben können, die in der Natur erzeugt werden – die Geräusche des Windes, des Donners, der Schmetterlinge, der rauschenden Flüsse und der gesamten Schöpfung. Laut Ayurveda bilden diese subtilen Schwingungen ein unbegrenztes Feld reiner Energie, welches die Quelle aller Dinge im Kosmos ist.

Wir erhalten ein persönliches Mantra, wenn wir in der *Primordial Sound Meditation* unterrichtet werden. Während das Mantra still für sich selbst wiederholt wird, erzeugt es eine mentale Schwingung, die innere Stille und ruhigen Zugang zum Ich erleichtert.

Während wir meditieren, wird das Mantra immer abstrakter und unklarer, bis wir die Sphäre des reinen Bewusstseins erreichen, aus der die Schwingung stammt. Im tiefsten meditativen Zustand verschwinden alle Gedanken und Sorgen, und wir erleben die Stille, die vorher vom geschäftigen Treiben des Geistes verdeckt wurde.

4 einfache Schritte zur Anwendung von Meditation

Im ersten Abschnitt habe ich das Konzept des inneren Selbst vorgestellt. Dieses Konzept ist nicht nur in der Theorie interessant, sondern kann auch in der Praxis nützlich sein.

1. **Erinnere dich daran, wer du bist – ergründe dein wahres Inneres Selbst!**

Gemäß der Metaphysik beginnt alles, was sich in deinem Leben manifestiert, im Inneren und materialisiert sich dann in der Außenwelt. Wie innen, so auch außen. Was ist also das Problem mit unserem Leben? Um ehrlich zu sein, nichts! Das Problem sind unsere Erwartungen, etwa die Forderung nach mehr Liebe von anderen um uns herum.

Eine Möglichkeit, unser Leben zu verbessern, besteht darin, unsere wichtigsten Ziele, Überzeugungen und Grundwerte aufzulisten, die dem Leben entsprechen, das wir uns wünschen. Sieben grundlegende Qualitäten definieren das Leben von Herzen, die es uns, wenn sie in unserem täglichen Leben gezeigt werden, ermöglichen, als Portal zu unserem tiefsten Selbst oder unserer Seelenenergie zu fungieren: Wertschätzung, Mitgefühl, Vergebung, Demut, Verständnis und Tapferkeit. Klingt ausgezeichnet, aber was ist der siebte Punkt? Alle sechs Werte verbinden sich zum ultimativen Wert: der Liebe.

Dies ist die Person, die wir im Inneren werden können, um diese Seelenenergie zu manifestieren und uns auf die Arbeit einzustimmen, die wir an unserem inneren Selbst leisten – um ein Leben in Gelassenheit und wahrer dauerhafter Freude zu führen.

2. Beginne mit dem Prozess der Selbstfindung!

Recherchiere ein wenig über diese sechs Werte und betrachte dein bisheriges Leben. Wo haben wir uns in diesen Idealen hervorgetan, und wo sind wir bisher in unserem Leben zurückgefallen? Diese Recherche wird uns in die Lage versetzen, zu verstehen, wie wir einen echten Versuch zur Verbesserung unternehmen und den Prozess beginnen können, ein tatsächliches Leben im inneren Einklang zu führen.

3. Erkenne die nächsten Schritte, um ein Gleichgewicht zwischen deiner inneren und deiner äußeren Welt herzustellen!

Wenn wir diese sechs Werte und deren Anwendung auf unser Leben verstehen, können wir die Ursache des Ungleichgewichts identifizieren. Sei mitfühlend mit dir selbst, lasse die Vergangenheit los und beginne heute neu. Erinnere dich immer wieder daran, Selbstmotivation zu kultivieren und den sechs Idealen zu folgen. Hierzu ist es hilfreich, täglich zu meditieren. Meditation hilft, dein Nervensystem zu entspannen und deine Gedanken zu reinigen, sodass du das Leben aufbauen kannst, das du dir erträumst.

4. Tauche ein in die intuitive Selbstmeditation, die Ergebnisse in der realen Welt hervorbringt!

Indem wir lernen, zu meditieren, können wir unsere Gedanken ordnen und uns darauf konzentrieren, die Welt zu visualisieren, in der wir leben möchten. Das hilft unserem inneren Selbst, wichtige Lebensentscheidungen zu treffen, die darauf basieren, wer wir wirklich sind, statt fremden Einflüssen nachzujagen. Nimm dir einen Moment Zeit, um etwas Meditationsmusik zu genießen, und visualisiere das Leben, das du dir wirklich wünschst, indem du die sechs Tugenden so weit wie möglich verinnerlichst.

Das höhere Selbst ist nicht starr

Tatsächlich ist jede Bezeichnung, die wir für diese innere Präsenz wählen, falsch: Das höhere Selbst ist nicht starr und überschreitet alle Bezeichnungen und Konzepte. Auf einer absoluten Ebene ist unsere wahre Natur einfach das, was sie ist – sie existiert jenseits von Zeit, Dualität und Erkenntnis.

Es ist jedoch vorteilhaft für den menschlichen Geist, diese mächtige Präsenz in uns als das höhere Selbst zu bezeichnen, da es sich tatsächlich „höher" anfühlt als das Ego. Denke daran, dass wahre Spiritualität, deine wahre Natur, alle Aspekte des Lebens abdeckt. Es ist sowohl in weltlichen als auch in ekstatischen und sonderbaren Momenten präsent. Sogar dann, wenn wir schmutzige Pfannen in der Spüle reinigen oder in die Sterne blicken.

Obwohl Begriffe wie „Höheres Selbst", „Buddha-Natur" und „Seele" für das Verständnis nützlich sind, sind sie letztlich auch einschränkend. Wer wir sind, ist weit mehr als ein solch abstraktes Konzept. Denke daran, sobald du auf Entdeckungstour durch dein inneres Ich gehst.

SCHLUSSWORT

Obsessionen können Fluch und Segen zugleich sein, wie dir nach der Lektüre dieses Buches nun bewusst ist. Neben den Vor- und Nachteilen einer Besessenheit kennst du dich nun bestens mit den Unterschieden zwischen einer Leidenschaft, einer Obsession und einer Zwangsstörung aus. Ich hoffe, dass dir nun da du die verschiedenen Formen möglicher Obsession kennst – Liebesidealisierung, Sexbesessenheit, Wohlstandswahn, Selbstvermarktungsdrang oder materielle Obsession – leichter feststellen kannst, welche von ihnen auf dich zutrifft. Denn erst wenn du dir deiner eigenen Obsessionen bewusst bist, hast du die Chance, diese zu kontrollieren und zu behandeln.

Wenn du dich nach unserer Betrachtung der leistungsorientierten Identitäten und dem damit einhergehenden Drang zum Lügen für das fesselnde Thema des Lügens interessierst, möchte ich dir an dieser Stelle gerne auch meinen Ratgeber „Lüge, Lügen & Lügner" ans Herz legen. Dieser befasst sich mit der Frage, warum wir Menschen uns so zum Lügen hinreißen lassen.

Auch mein Werk „Materielle Abhängigkeit – Wie du dein Unterbewusstsein mit Hypnose und realen Lebensgeschichten neu ordnest" kann ich als Lektüre zur Vertiefung des Themas Obsession empfehlen.

Ich wünsche dir alles Gute, auf dem Weg zu deinem Inneren Selbst und hoffe, dieses Buch hat dir geholfen, dich selbst und deine Obsessionen besser zu verstehen. Möchtest auch du mit ihnen ins Reine kommen, dann probiere gerne meine Anleitungen zum Meditieren oder eine Hypnotherapie aus. Ich wünsche dir alles Gute,

Dein Kurt.

Einen Moment bitte, da wäre noch etwas ...

Wenn dir dieses Buch gefallen hat oder es dir helfen konnte, wäre ich dir überaus dankbar, wenn du eine kurze Rezension auf Amazon posten würdest. Deine Unterstützung macht einen riesigen Unterschied! Ich lese alle Rezensionen persönlich, um meine Bücher zu etwas ganz Besonderem zu machen.

Nochmals vielen Dank für deine Unterstützung!

Falls dir dieses Buch gefallen hat und du mehr über andere Themen erfahren willst, die mein Leben verändert haben, schaue dir doch bitte meine neuen Bücher auf Amazon oder auf meiner Website an: www.my-mindguide.com.

Bleiben wir besser auch in den sozialen Medien in Verbindung! Bitte hinterlasse eine Nachricht auf Facebook oder Instagram und sei gespannt auf Updates! Gerne kannst du mir deine Gedanken auch direkt mitteilen: gassner@my-mindguide.com. Im Gegenzug bekommst du eine wunderschöne Infografik, die du ausschneiden und einrahmen kannst.

Bitte hinterlasse eine Rezension auf Amazon, da ich so ein noch breiteres Publikum erreichen kann. Vielen Dank für deine Zeit, deine Geduld und deinen unersättlichen Wissenshunger!

Ich möchte mich bei meinen Kollegen, Kunden, Freunden und Familienmitgliedern bedanken, die alle zu dem beigetragen haben, was ich jetzt bin.

Ich möchte auch Gabriel Palacios danken, einem Schweizer Bestsellerautor, dem König der Hypnotherapie. Er brachte einem alten Fuchs neue Tricks bei und ließ mich tief in das Mysterium der Hypnotherapie eintauchen. Ich habe auf dieser Reise so viel gelernt, dass ich nun selbst zertifizierter Master-Hypnose-Coach und Konversationscoach bin!

Außerdem möchte ich mich bei den fantastischen Gelehrten von SAMYANA/Bali bedanken, die mich zum zertifizierten Yoga- und Meditationslehrer ausgebildet haben.

Nicht zuletzt gilt mein besonderer Dank meinem Lehrmeister Eckhard Wunderle, der mir wie ein Heiliger am Herzen liegt.

Er führte mich in die Welt der Meditation ein und ließ mich all die Wunder entdecken, welche diese zu bieten hat. Ich könnte nicht stolzer sein, meine Zertifizierung als Meditationslehrer direkt von ihm am Institut für Spirituelle Psychologie erhalten zu haben.

Frieden, Liebe und Glück euch allen – bis zum nächsten Mal!

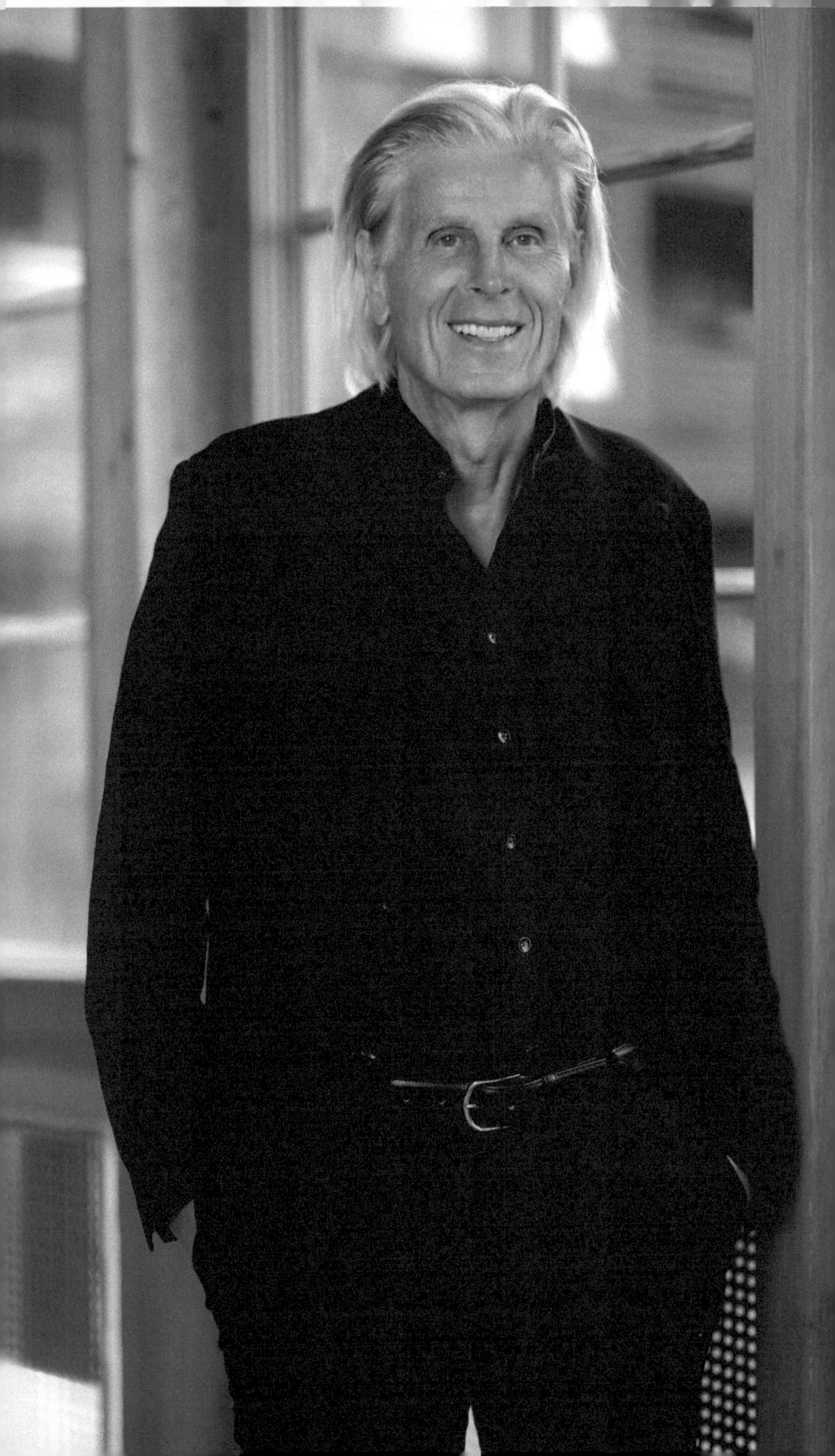

Authors portrait

Kurt Friedrich Gassner hat im Laufe seines Lebens viele Rollen gespielt. Unter anderem war er Serienunternehmer, Kreativdirektor, Meditationslehrer, lizenzierter Hypnosetherapeut und seit kurzem auch Autor für Selbstverbesserung. Durch die Nutzung seines Erfahrungsschatzes und seiner fundierten Kenntnisse der Psychologie gibt er seinen Lesern die Werkzeuge an die Hand, die sie benötigen, um ihr unendliches Potenzial zu entfalten.

Als produktiver Selbsthilfe-Autor hat Kurt die folgenden Bücher verfasst: *Die Kunst des Vergebens, Lügen oder Sterben, Soul-Match, Kann man einen vergifteten Verstand erben? und Die Macht der Armut.* Er ist auch Autor eines Kinderbuch-Bestsellers im deutschsprachigen Raum und hat über 20 Bücher in Arbeit.

Wenn es um dauerhaften Erfolg geht, weiß Kurt, dass finanzieller Wohlstand nicht der einzige Aspekt ist, nach dem man streben sollte. Er mag ein Selfmade-Millionär sein, aber was sein Leben wirklich verändert hat, ist die Beherrschung seines Unterbewusstseins. Beharrlichkeit, persönliche Stärke, Selbsterkenntnis und das Lernen aus vergangenen Fehlern waren die wichtigsten Zutaten, um seine Träume zu verwirklichen. Er bemüht sich, diese Weisheit durch sein Schreiben an andere weiterzugeben.

In seiner Freizeit reist Kurt Friedrich Gassner entweder um den Globus, geht golfen, radelt in den Alpen, wandert oder verbringt Zeit mit seinen Lieben. Seit 37 Jahren ist er glücklich verheiratet und Vater von zwei erfolgreichen Kindern. Zurzeit wohnt er in München, Deutschland, und Kirchberg, Österreich.

WEITERE BÜCHER DES AUTORS

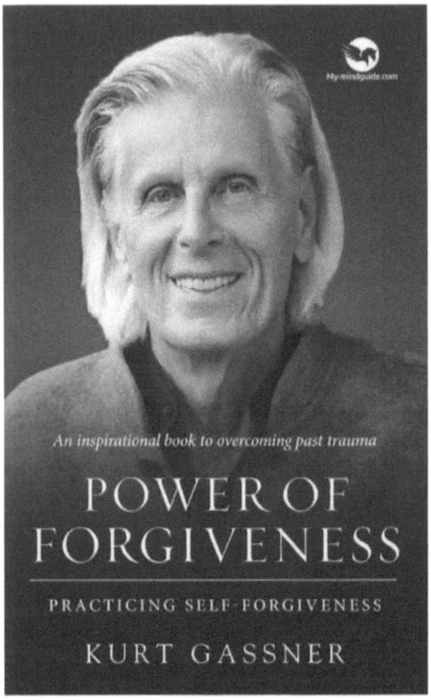

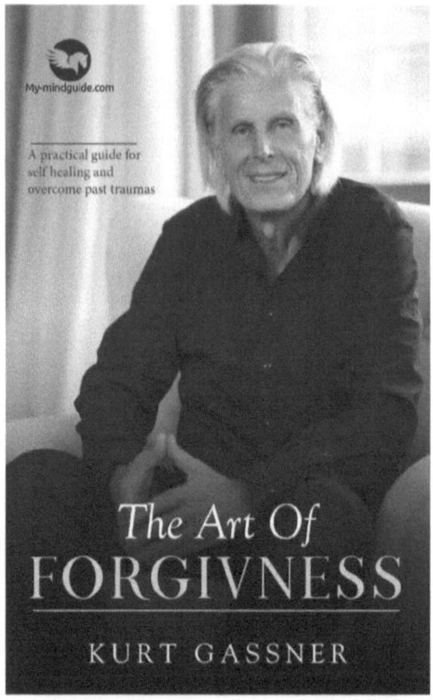

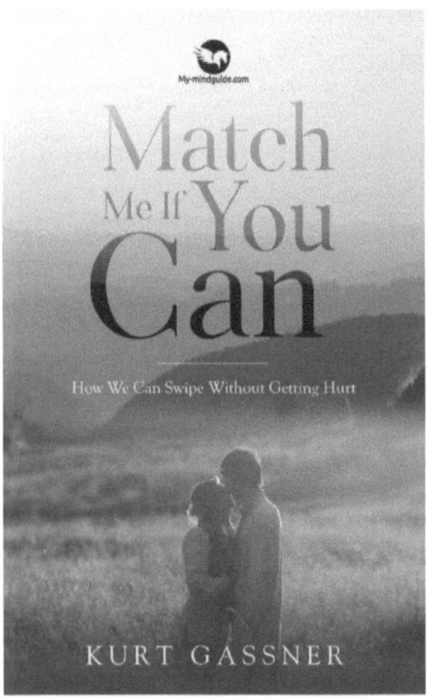

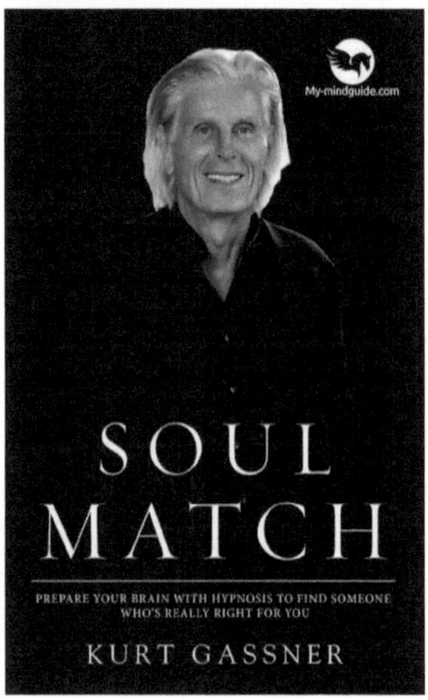

WEITERE BÜCHER DES AUTORS

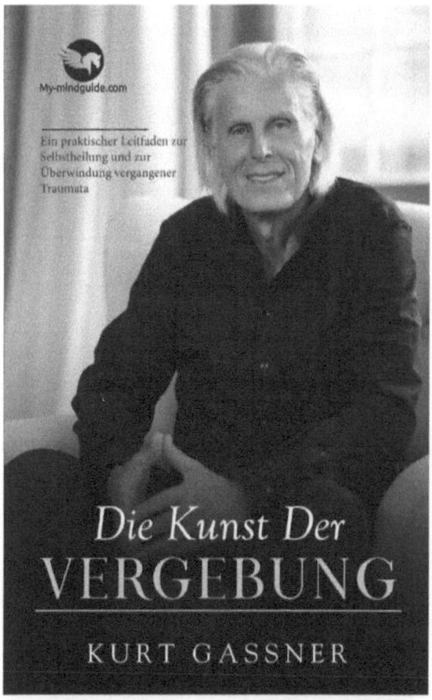

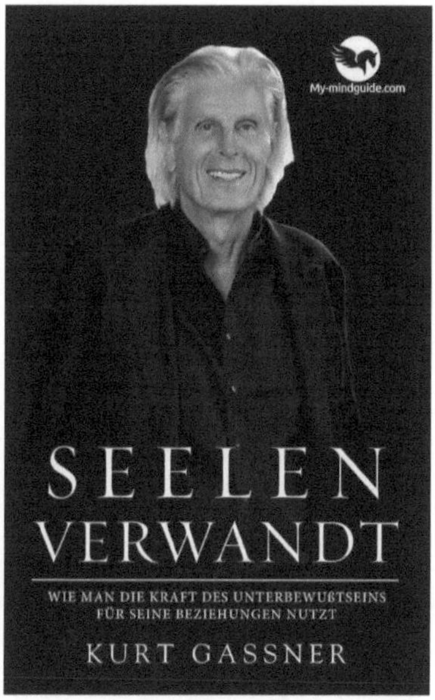

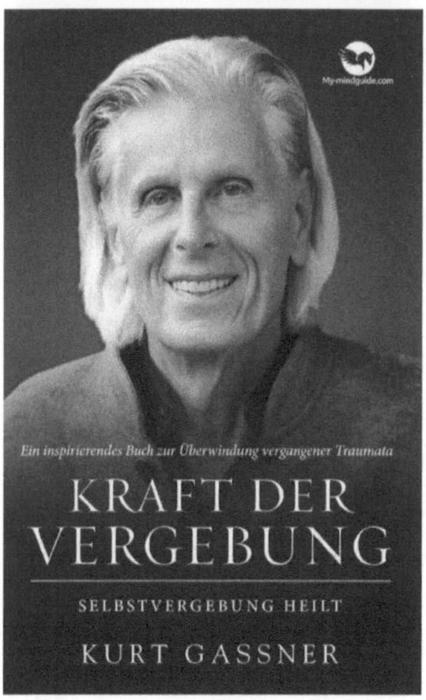

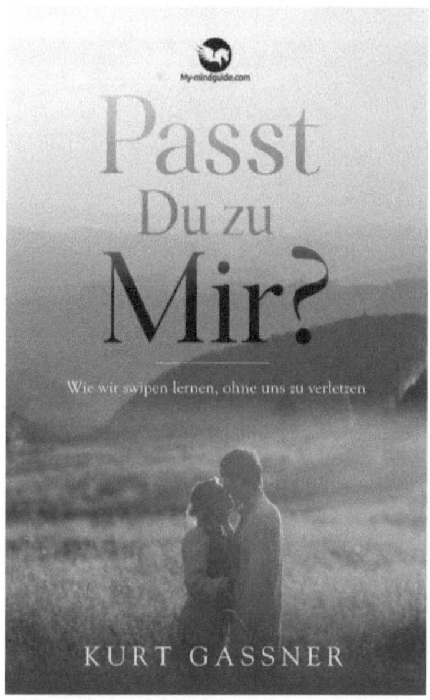

WEITERE BÜCHER DES AUTORS

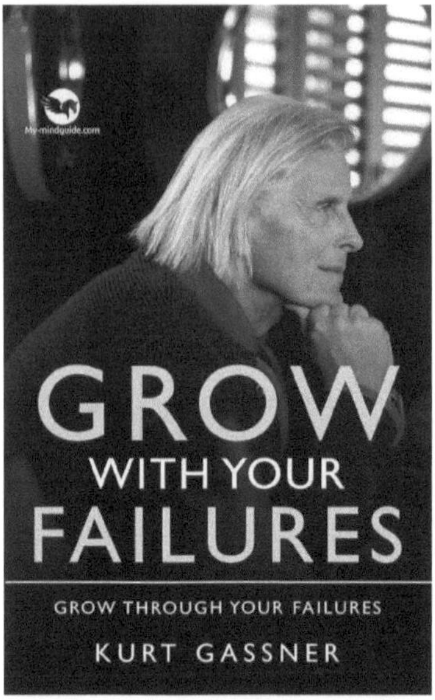

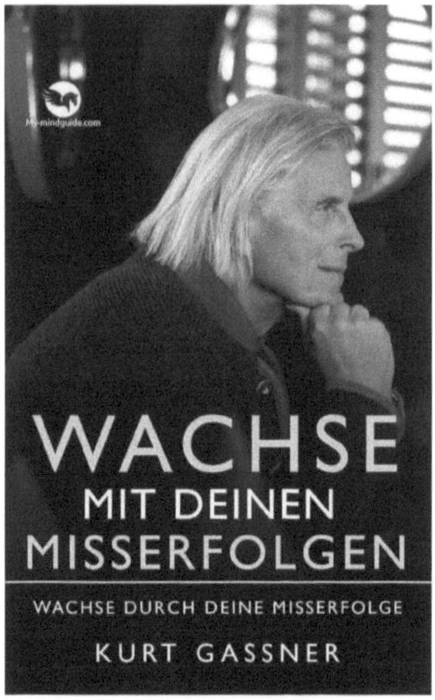

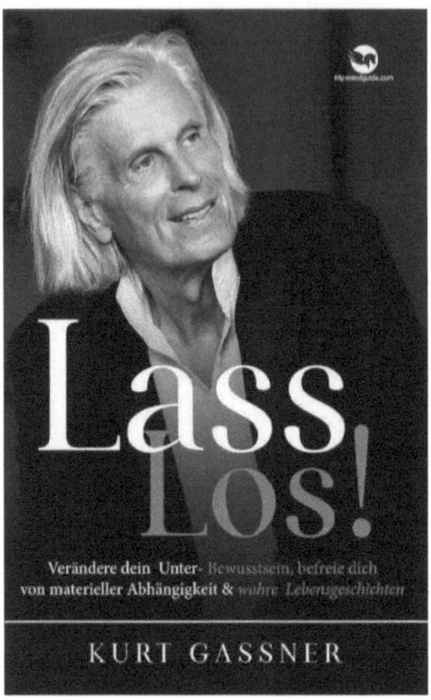

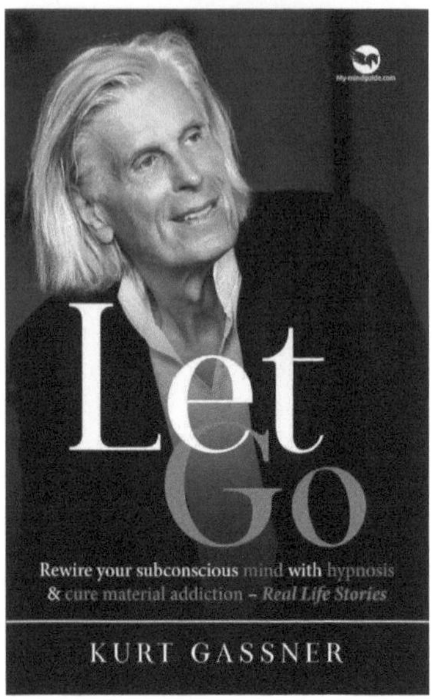

WEITERE BÜCHER DES AUTORS

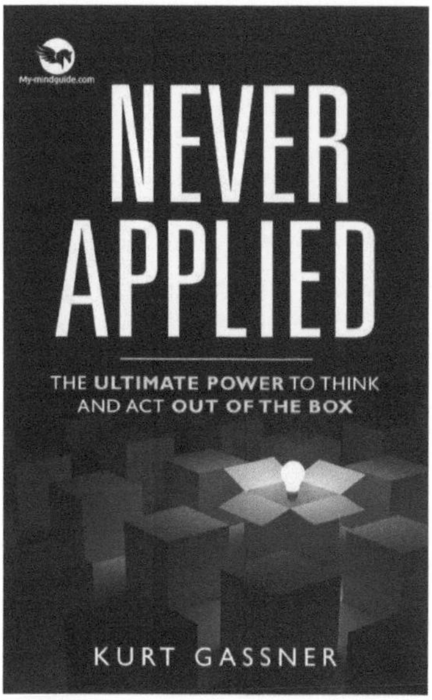

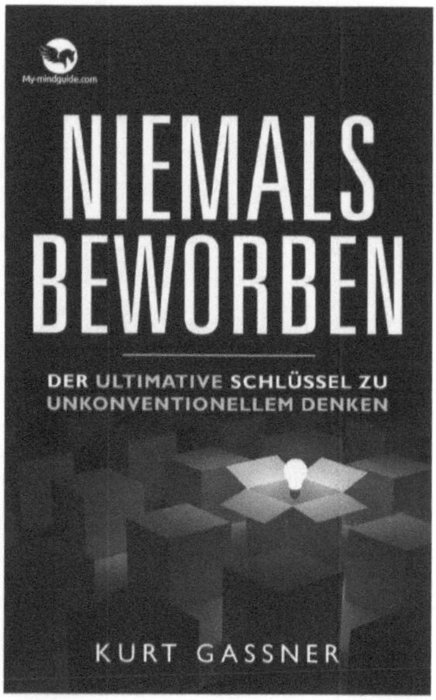

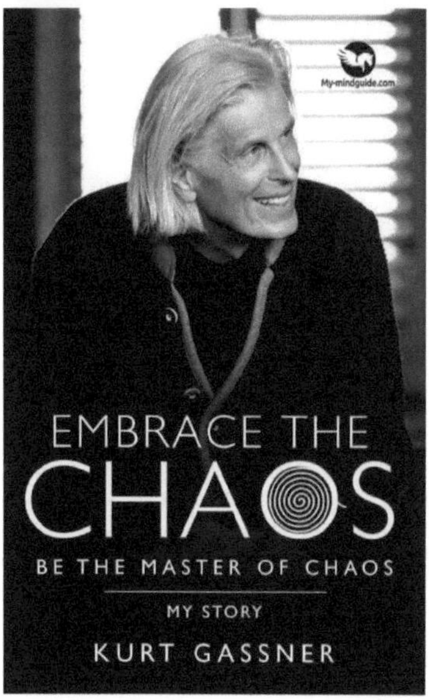

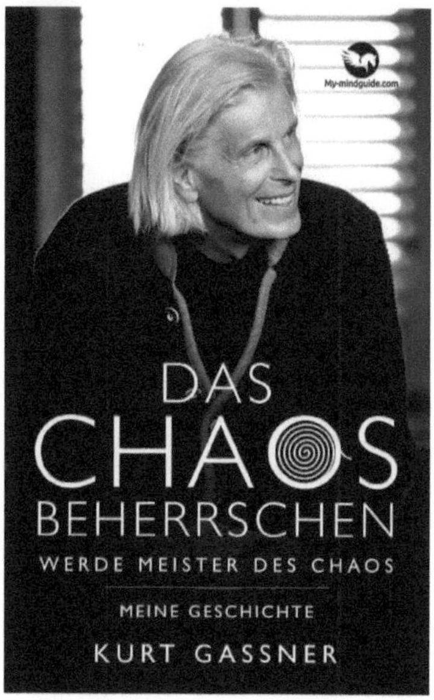

WEITERE BÜCHER DES AUTORS

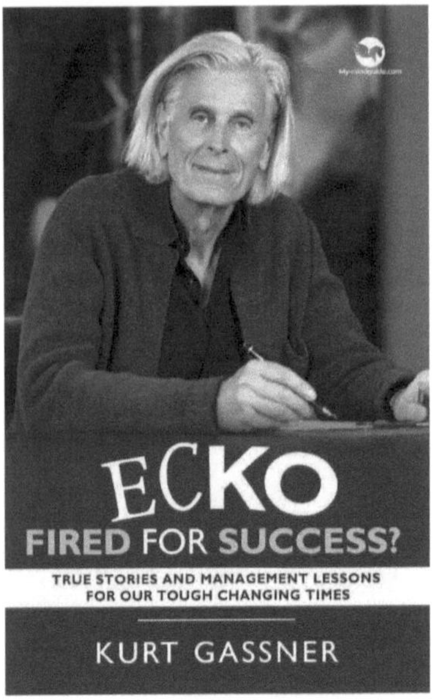

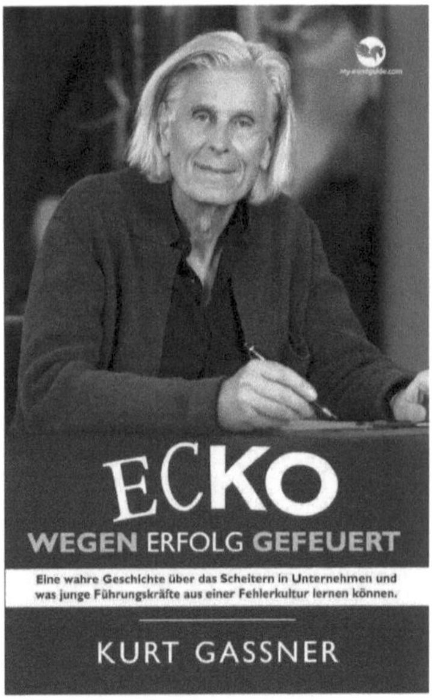

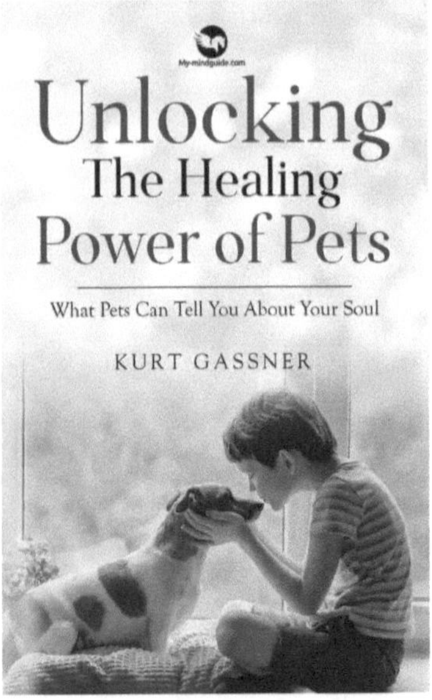

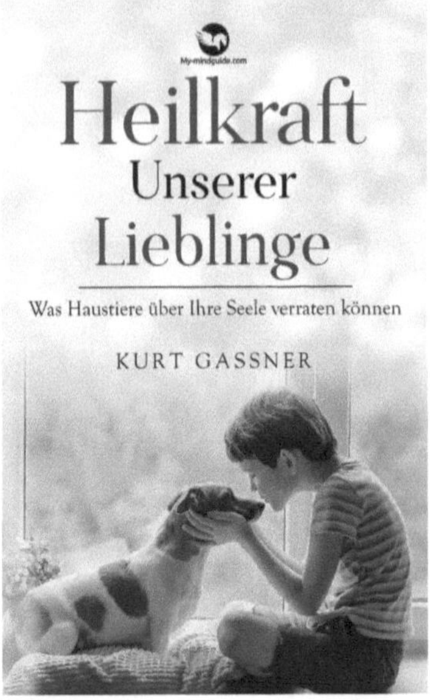

WEITERE BÜCHER DES AUTORS

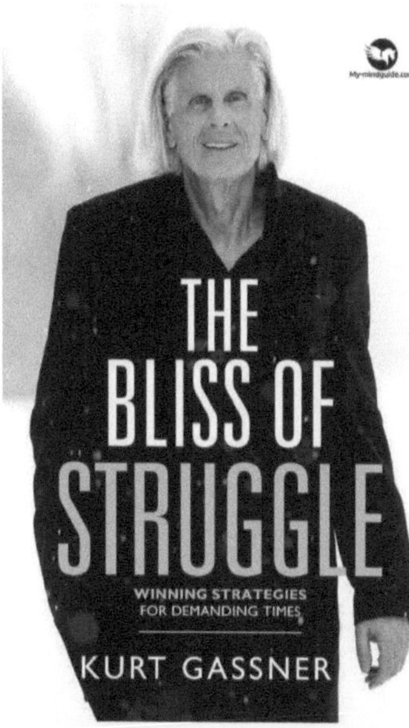

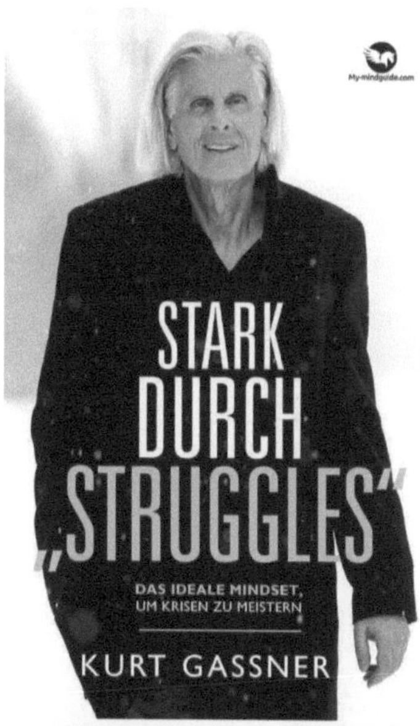

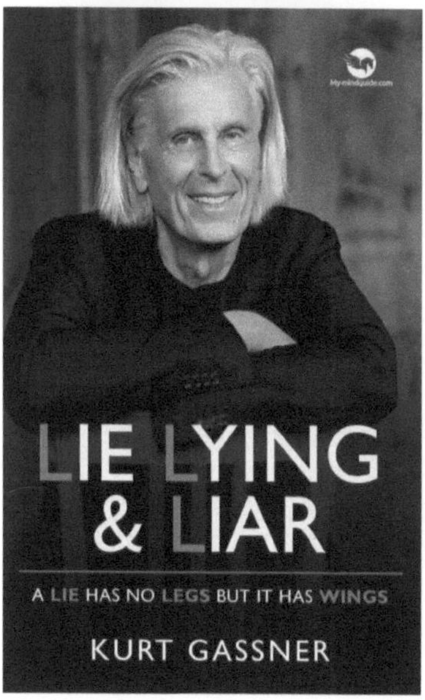

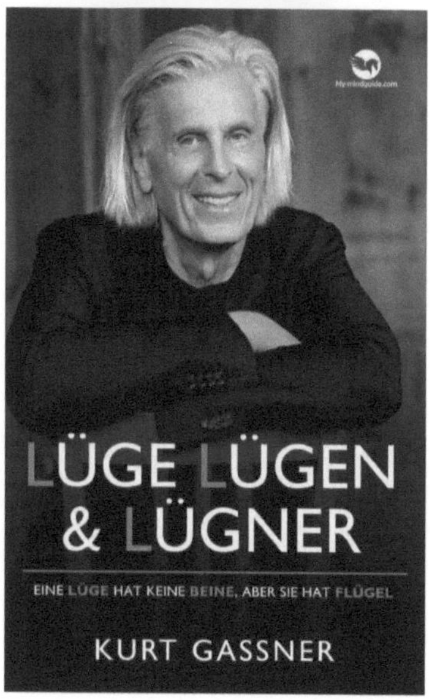

WEITERE BÜCHER DES AUTORS

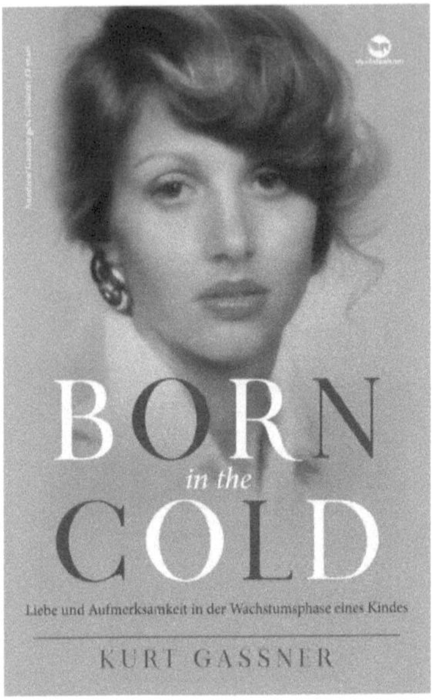

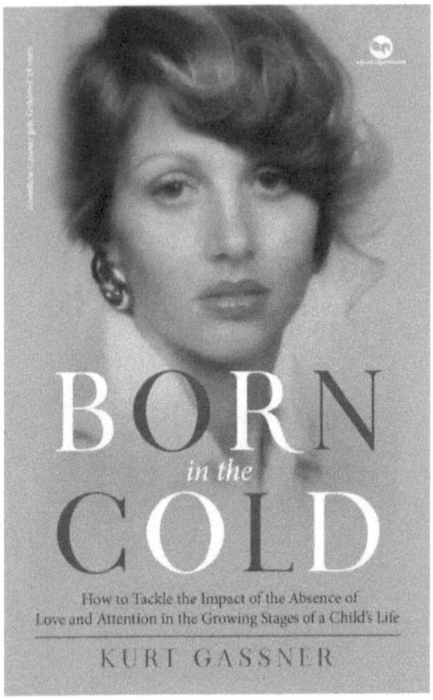

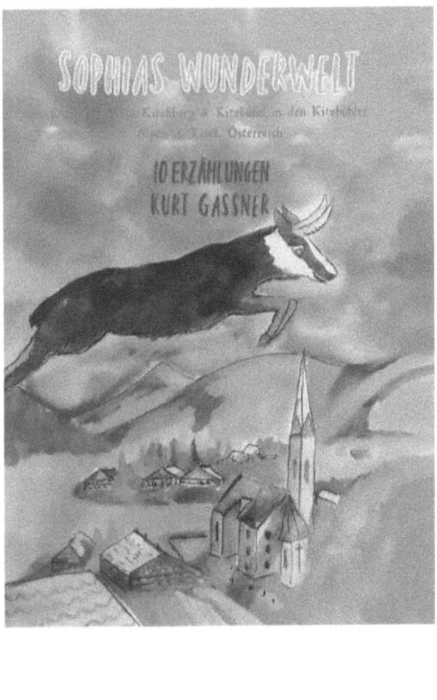

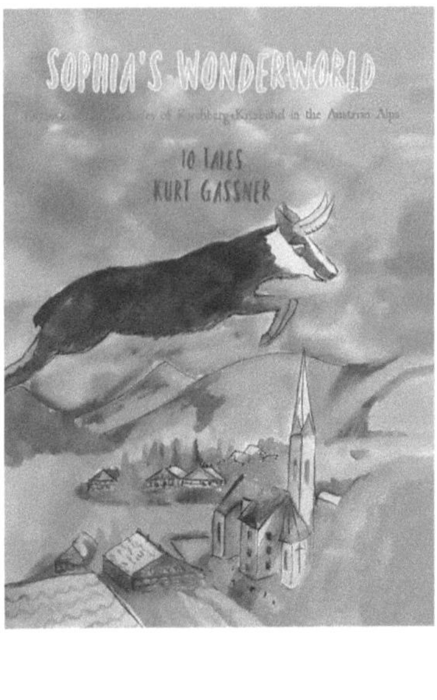

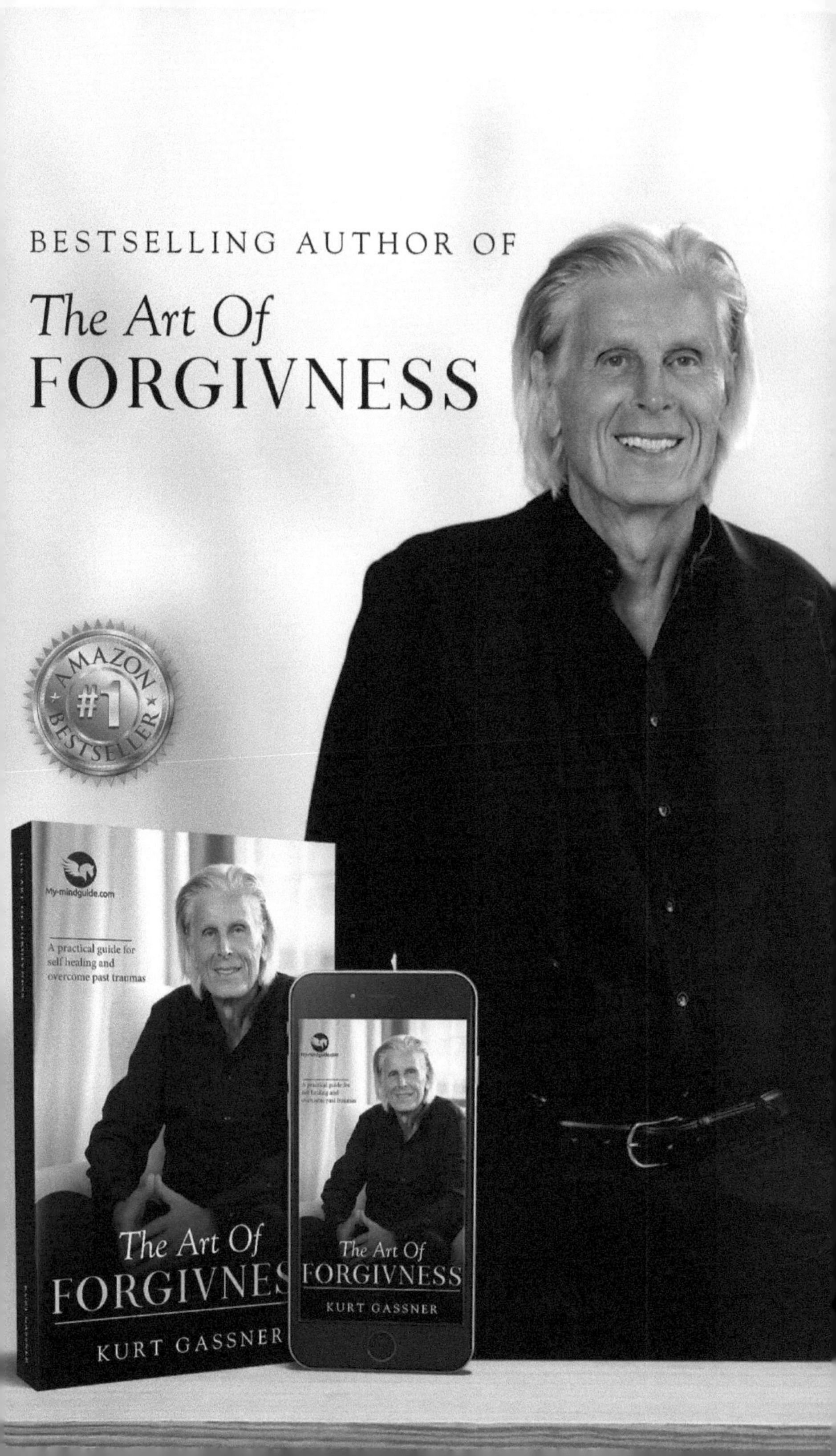
BESTSELLING AUTHOR OF
The Art Of
FORGIVNESS
AMAZON
#1
BESTSELLER
My-mindguide.com
A practical guide for
self healing and
overcome past traumas
The Art Of
FORGIVNES
KURT GASSNER
The Art Of
FORGIVNESS
KURT GASSNER